POCTが変える医療と臨床検査

監修●〆谷　直人
　　　（国際医療福祉大学教授／日本臨床検査自動化学会　POC技術委員会委員長）
編集●一般社団法人 日本臨床検査自動化学会　POC技術委員会（旧POC推進委員会）

じほう

監　修	〆谷　直人	国際医療福祉大学熱海病院 教授

編　集　一般社団法人 日本臨床検査自動化学会 POC 技術委員会
　　　　（旧 POC 推進委員会）

執　筆	上野　亜樹	フクダ電子株式会社 商事営業部
	大戸　秀夫	フクダ電子株式会社 商事営業部
	岡　　尚人	ラジオメーター株式会社 営業企画部
	奥田　優子	東邦大学医療センター 大森病院 臨床検査部
	奥村　　淳	株式会社堀場製作所 品質保証統括センター
	奥村　道之	扶桑薬品工業株式会社
	菊池　春人	慶應義塾大学医学部 臨床検査医学
	櫛引　健一	岸和田徳洲会病院 臨床検査科
	久保田芽里	地方独立行政法人りんくう総合医療センター 中央検査科
	桑　　克彦	独立行政法人 産業技術総合研究所 計測標準研究部門バイオメディカル標準研究室
	小林　　隆	栄研化学株式会社 経営戦略室 経営企画部
	坂本　秀生	神戸常盤大学保健科学部 医療検査学科
	嶋田　昌司	公益財団法人 天理よろづ相談所病院 臨床検査部
	〆谷　直人	国際医療福祉大学熱海病院 検査部
	田中　秀明	ロシュ・ダイアグノスティックス株式会社 LCM 部門
	名郷根　修	アボット ジャパン株式会社 アボット ダイアベティスケア事業部 マーケティング本部
	西沢　　寛	ロシュ・ダイアグノスティックス株式会社 販売促進部
	福田　篤久	地方独立行政法人りんくう総合医療センター 中央検査科
	山崎　家春	公立学校共済組合 関東中央病院 臨床検査部
	山田　　修	岡崎市民病院 情報管理室
	渡辺　　浩	シーメンスヘルスケア・ダイアグノスティックス株式会社 POC 事業部 POC 検査グループ

（平成 25 年 12 月末日現在，五十音順）

はじめに

　臨床検査機器・試薬を取り巻く環境は進歩・発展を続け，さらに臨床検査の規制緩和も伴い検査業態が多様化しつつある。その一つとして臨床検査機器の小型軽量化は，可搬性を有し，病院の中央検査室や衛生検査所での大型分析装置を用いた臨床検査に加え，病棟や居宅で測る検査が並立する時代をもたらした。そのため，医療現場では臨床検査技師をはじめ，医師，看護師，薬剤師などの医療スタッフも操作が簡便で迅速にデータを得ることができるポータブル分析装置や迅速診断キットなどを利用して患者の傍らでリアルタイムに臨床検査を実施することが可能になった。この検査のシステムをPOCT（point of care testing）と呼ぶ。すなわち，POCTとは「診療・看護などの医療現場での臨床検査」という意味であり，病院の検査室や衛生検査所以外の場所で実施されるすべての臨床検査を包含している。そのため今日では，緊急検査や迅速検査の新たな手法としてPOCTが検査室外での医療現場や在宅医療などに使われ始めている。

　POCTは，クリティカルケアに限らず個人のヘルスケアも対象としており，近年の世界臨床検査分野別売上高のシェアは約40％に達する。売り上げが多いのは糖尿病（血糖検査），感染症，循環器疾患（心筋マーカー，凝固検査）などで，今後も需要は拡大するであろうし，迅速性を活かした定量分析が可能になれば爆発的な成長分野になるはずである。かつて医薬品は医師の処方でしか入手できなかったが，今では薬局で買うことができるようになった。国民の理解と医療への参画の推進，医療費抑制施策などにより，POCTにおいても同じ流れが起こるであろう。

　POCTの最大の利点は医療の質を向上させることであり，POCTによる迅速な検査データは医師の即時の判断，処置を可能にし，さらに在宅ケアにおけるPOCT対応機器を用いたモニタリングで患者のQOL（quality of life）も格段に向上する。しかしながらいくら操作が簡便であっても，POCTは使用方法やメンテナンス法を十分に理解したうえで使用しないとデータに影響を及ぼす。精度保証がなされ，測定者が安心して使用できることが，結果的に患者へのメリットとなりPOCTの価値が高まる。そのために本書が，臨床検査技師をはじめ，POCTを利用する医師，看護師，薬剤師などの医療スタッフ，そして本領域に関係する企業の方々にとって実用的な手引き書となることを願っている。また，

POCT は着々と技術的進化を遂げており，POCT の発展は検査の在り方を変えていくであろう。POCT が健全に発展すれば，診療や健康管理に大いに役立つものになる。皆様と一緒に POCT に関心をもち，健全な発展に寄与したいと願っている。

最後に，本書にご寄稿いただいた一般社団法人 日本臨床検査自動化学会 POC 技術委員会（旧 POC 推進委員会）の委員，ならびに編集に尽力された㈱じほう出版局 井上淳氏に深謝します。

平成 26 年 3 月吉日

国際医療福祉大学熱海病院 教授
〆谷　直人

目 次

検査項目別　POCT対応機器・試薬 .... 巻頭カラー i

第1章　総説　　1

第2章　検査項目別POCTの現状と展望　　7

- 2-1　糖尿病の検査 8
- 2-2　感染症の検査 17
- 2-3　血液・凝固系の検査 43
- 2-4　卓上型と携帯型の多項目生化学検査 46
- 2-5　尿検査 51
- 2-6　薬物毒物検査 57
- 2-7　その他の検体検査（電解質・便）........................ 64
- 2-8　循環器系疾患の検査 68
- 2-9　呼吸器系疾患の検査 74
- 2-10　その他の生理機能検査 78
- 2-11　緊急検査・診察前至急検査 84
- 2-12　災害対応での臨床検査
  〜災害医療におけるPOCTの役割〜 89
- 2-13　在宅医療の検査 101

第3章　POCTの制度保証　　107

第4章　POCTの海外動向　　117

第5章　POCTの今後　　129

付録　POCTガイドライン第3版の抜粋と解説　　133

▶ 検査項目別　POCT対応機器・試薬

▶ 糖尿病の検査

解説 p.8

血糖

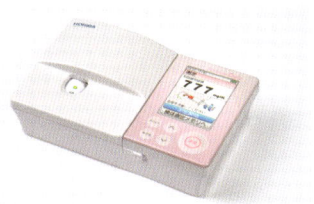

▲ アントセンスデュオ
（堀場製作所）

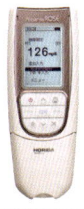

▲ アントセンスロゼ
（堀場製作所）

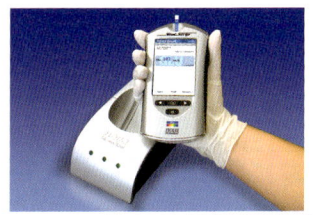

▲ スタット・ストリップ コネクティビティ
（ノバ・バイオメディカル）

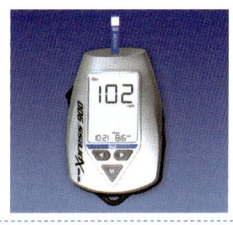

▲ スタット・ストリップエクスプレス900
（ノバ・バイオメディカル）

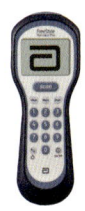

▲ フリースタイルプレシジョンプロ
（アボット）

HbA1c，微量アルブミン

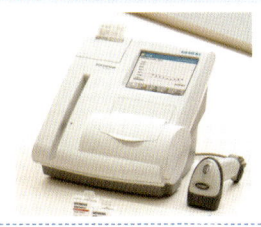

▲ DCAバンテージ　＊
（シーメンスヘルスケア・ダイアグノスティクス）

i

尿糖（多項目）

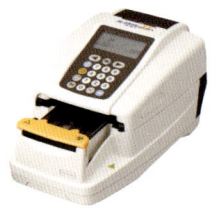
▲ オーションイレブン AE-4020
（アークレイマーケティング）

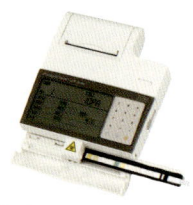
▲ ポケットケム UA PU-4010
（アークレイマーケティング）

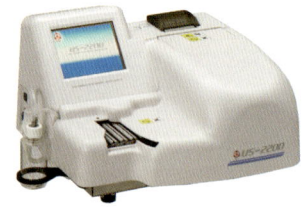
▲ US-2200
（栄研化学）

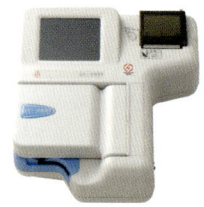
▲ US-1000
（栄研化学）

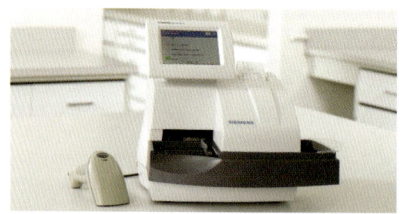
▲ クリニテック アドバンタス　＊
（シーメンスヘルスケア・ダイアグノスティクス）

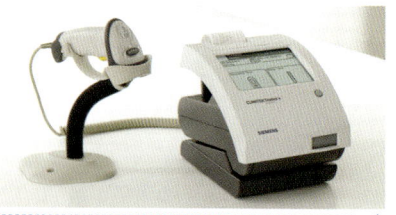
▲ クリニテック ステータス プラス　＊
（シーメンスヘルスケア・ダイアグノスティクス）

▶ 感染症の検査

解説 p.17

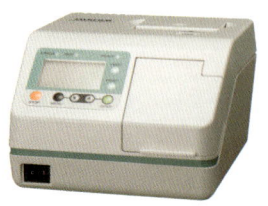
▲ 富士ドライケム IMMUNO AG1
（富士フイルム）

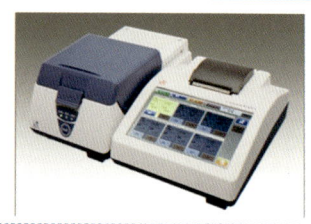
▲ リアルタイム濁度測定装置 LoopampEXIA
（栄研化学）

血液・凝固系の検査

解説 p.43

血球計数装置

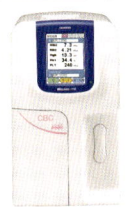

▲ LC-660
（堀場製作所）

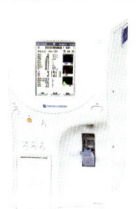

▲ MEK-6500
（日本光電）

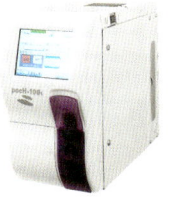

▲ pocH-100i
（シスメックス）

小型 CRP 専用測定装置

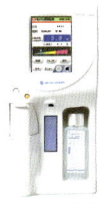

▲ CHM-4100
（日本光電）

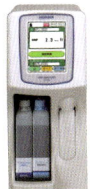

▲ LT-130
（堀場製作所）

血球計数・CRP 測定装置

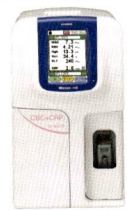

▲ LC-667CRP
（堀場製作所））

PT-INR 測定装置

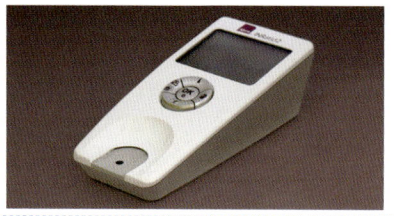

▲ INRatio2 メーター
　（アリーア メディカル）

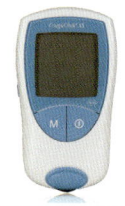

▲ コアグチェック XS
　（ロシュ・ダイアグノスティックス）

▶ 卓上型と携帯型の多項目生化学検査　　解説 p.46

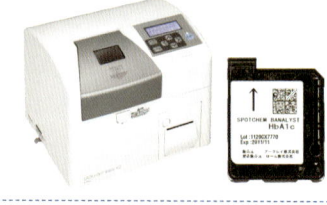

▲ スポットケム バナリスト（本体と試薬パック）
　（アークレイマーケティング）

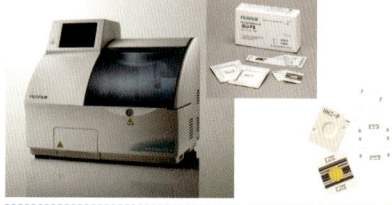

▲ 富士ドライケム（本体と試薬）
　（富士フイルム）

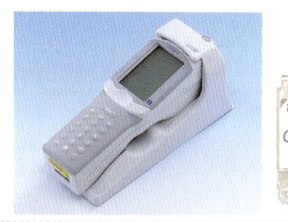

▲ i-STAT 1-C（本体と試薬カートリッジ）
　（扶桑薬品工業）

▶ 尿検査　　解説 p.51

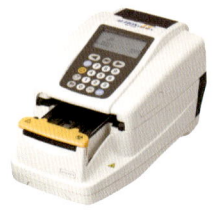

▲ オーションイレブン AE-4020
　（アークレイマーケティング）

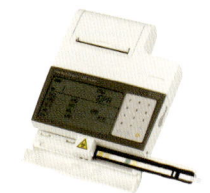

▲ ポケットケム UA PU-4010
　（アークレイマーケティング）

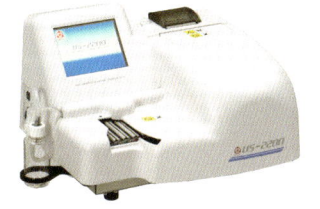
▲ US-2200
（栄研化学）

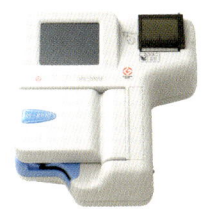
▲ US-1000
（栄研化学）

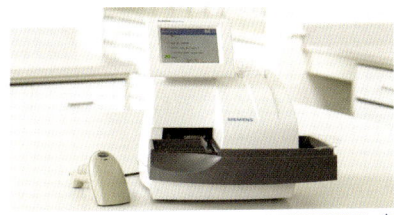
▲ クリニテック アドバンタス
（シーメンスヘルスケア・ダイアグノスティクス）

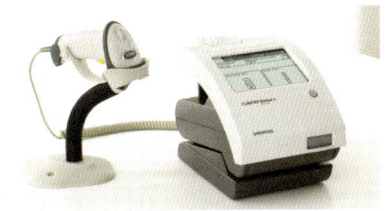
▲ クリニテック ステータス プラス
（シーメンスヘルスケア・ダイアグノスティクス）

▶ 薬物毒物検査

解説 p.57

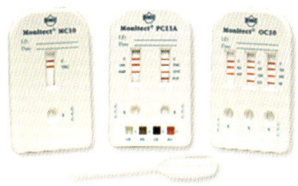
▲ モニテクト
（ベリタス）

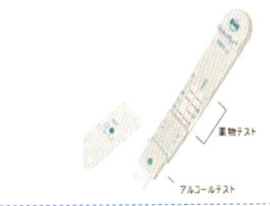
▲ オラテクト（プラス）
（ベリタス）

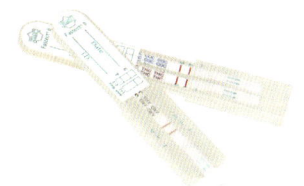
▲ Fastect Ⅱ
（ベリタス）

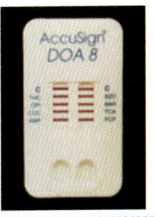
▲ アキュサイン DOA シリーズ
（関東化学）

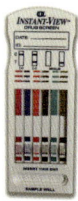

▲ Instant View
（TFB）

▶ 循環器系疾患の検査

解説 p.68

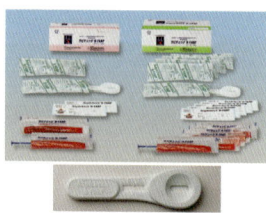

▲ ラピチェック H-FABP
（DS ファーマ）

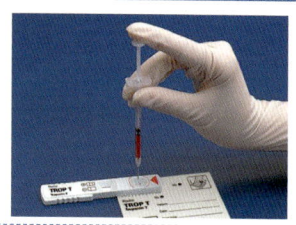

▲ Trop T センシティブ
（ロシュ・ダイアグノスティックス）

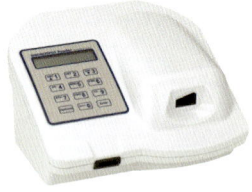

▲ 小型 BNP 測定装置 シオノスポットリーダー
（フクダ電子）

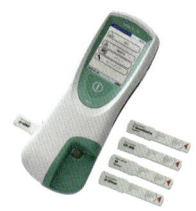

▲ cobas h 232
（ロシュ・ダイアグノスティックス）

移動式免疫蛍光分析装置

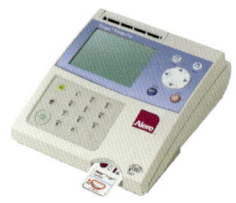

▲ トリアージ テストメーター
（アリーア メディカル）

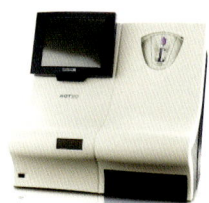

▲ AQT90 Flex システム
（ラジオメーター）

モバイル心電計

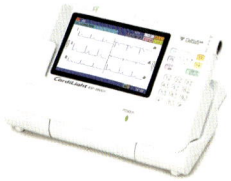

▲ 携帯型心電計 ESP-300DXSP
（フクダ電子）

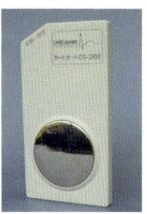

▲ CG-2100
（カード・ガード）

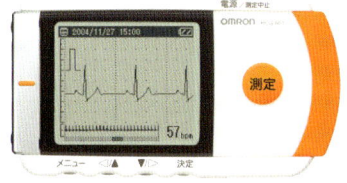

▲ HCG-801
（オムロン）

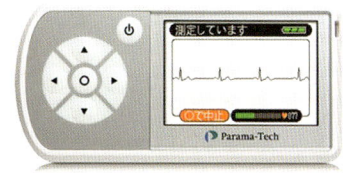

▲ EP201
（パラマテック）

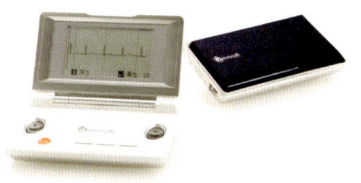

▲ リード・マイハート Plus
（トライテック）

呼吸器系疾患の検査

解説 p.74

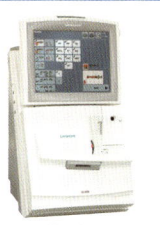

▲ ラピッドポイント 500　＊
（シーメンスヘルスケア・ダイアグノスティクス）

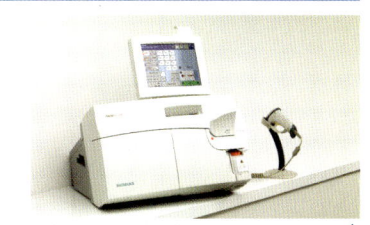

▲ ラピッドラボ 1200 シリーズ　＊
（シーメンスヘルスケア・ダイアグノスティクス）

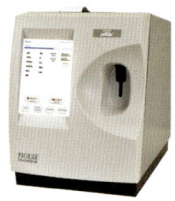

▲ スタットプロファイル フォックス
（ノバ・バイオメディカル）

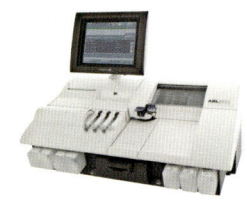

▲ ABL800 FLEX システム
（ラジオメーター）

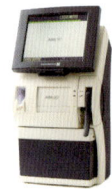

▲ ABL90 FLEX システム
（ラジオメーター）

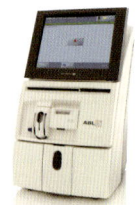

▲ ABL80 FLEX システム
（ラジオメーター）

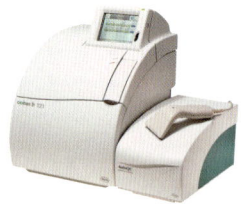

▲ cobas b 121
（ロシュ・ダイアグノスティックス）

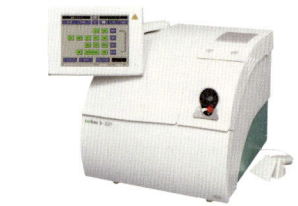

▲ cobas b 221
（ロシュ・ダイアグノスティックス）

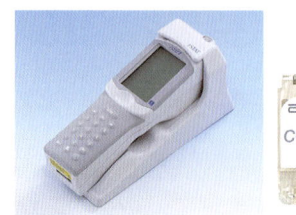

▲ i-STAT 1-C（本体と試薬カートリッジ）
（扶桑薬品工業）

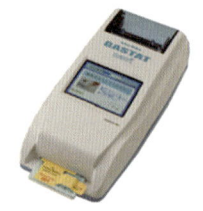

▲ GASTAT-navi
（テクノメディカ）

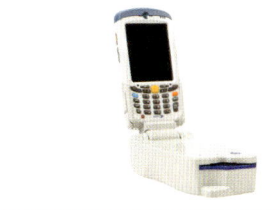
▲ epoc
（アリーア メディカル）

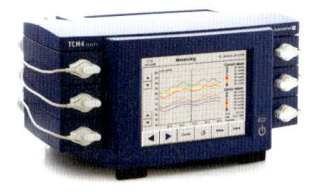
▲ TCM400
（ラジオメーター）

▶ 緊急検査・診察前至急検査　　　解説 p.84

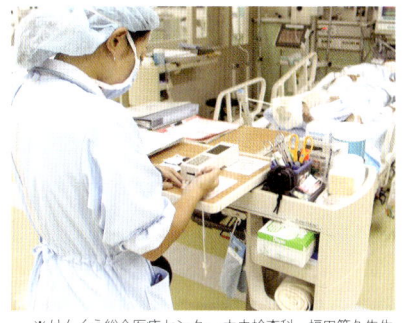

※りんくう総合医療センター 中央検査科　福田篤久先生 提供

▲ ICU看護師による血液ガス測定

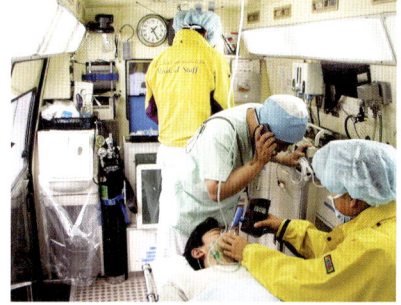

※りんくう総合医療センター 中央検査科　福田篤久先生 提供

▲ ドクターカー車内における呼気一酸化炭素（CO-Hb）測定

＊写真提供：シーメンスヘルスケア・ダイアグノスティクス株式会社

第1章

総説

第1章　総説

日本臨床検査自動化学会 POC 技術委員会委員長
国際医療福祉大学熱海病院 検査部　〆谷 直人

POCT とは

　医療現場では，必要に応じてリアルタイムに得られる検査データが求められている。リアルタイム検査による検査データは，早期治療の方向づけをするうえで，医師にとっては症状や現病歴，身体的所見とともに重要な情報である。そこで，ベッドサイドでリアルタイムに実施して診断や治療に役立つ有益な情報を得る検査が，1980年代に米国で導入された。

　このような検査には当初，near patient test, rapid response test, on site test, alternate site testing, decentralized testing, ancillary testing, unit-use testing, bed-side testing などの言葉が使われていたが，90年代に入ってPOCT（point of care testing）という呼称に統一された。POCTの概念や呼称は，測定機器の発展に伴い，欧米では90年代後半から急速に普及してきた[1]。わが国でもPOCTへの関心は高まるものの，どこまでがPOCTの概念に含まれるかが混沌としていた。そこで日本臨床検査自動化学会が2002年11月に「POC推進委員会」を立ち上げ（初代委員長：松尾収二先生），POCTとは何かという議論から始めた。そして2004年9月にわが国初のPOCTガイドラインを発行し，方向性を示した（**図1**）。また2006年2月には，第1版のPOCTガイドラインがISO（International Organization for Standardization）22870, Point-of-care testing (POCT) — Requirement of quality and competence の bibliography に登録された。ガイドラインは4〜5年の周期で改訂されており，最新版の第3版は2013年4月に発行された（134ページの付録を参照）。

　ガイドラインでは，POCTに対する和名として「臨床現場即時検査」を提唱し，「POCTとは，被検者の傍らで医療従事者が行う検査であり，検査時間の短縮および被検者が検査を身近に感ずるという利点を活かし，迅速かつ適切な診療・看護，疾病の予防，健康増進等に寄与し，ひいては医療の質，被検者のQOL（quality of life）および満足度の向上に資する検査である」と定義している。定義のポイントは，POCTはシステム（仕組み）との考えに立っていることである。患者や検体が動くのではなく，医療従事者が自在に動いて検査を行う機動性に富んだ検査，すなわち「どこもがいつでも検査室」という考え方であり，「患

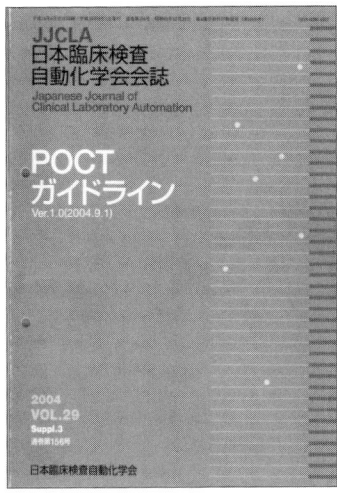 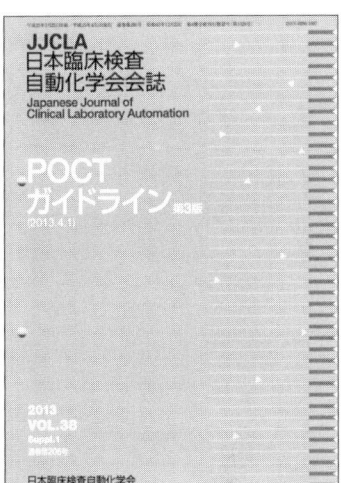

POCT ガイドライン 第1版(2004年)　POCT ガイドライン 第3版(2013年)

図1 POCT ガイドライン

者中心の検査」といえる。なお，わが国の POCT の定義では検査の範囲は規定しておらず，検体検査はもちろん，心電図や超音波などの生理機能検査であっても定義を満たせば POCT と捉えてよい。

　POCT とは検査の仕組みであるため，POCT に用いる機器やキット(試薬)は POCT 対応機器(試薬)と呼び，結果を知るだけで診断や治療，健康管理などにつながらない場合は care をとって POT (point of testing) と呼ぶ。また，薬局などで購入して家庭や職場で医療従事者の関与なしに行われる血圧測定や自己血糖測定(SMBG：self-monitoring of blood glucose)といった検査，尿試験紙や妊娠検査薬などの OTC (over the counter) 検査は POCT には含めない。加えて，家庭などで被検者自らが検体採取を行い，郵送などで検査機関へ検体を送るという郵送(在宅)検診も POCT の範疇に入らない。

活用の場の広がり

　臨床検査は元来，医師によって診療時に患者の傍らで行われていたが，戦後，中央検査室制度がわが国に普及し，大部分の臨床検査が医師の手を離れて検査

室で行われるようになった。検査室で臨床検査が行われるようになっても，昔も今も，医療現場では必要に応じてリアルタイムに得られる検査データが求められている。現在，緊急検査室を持つ施設でも，医師による検査オーダーの発生から検査データが診断に利用されるまでには1時間程度を要している。そのため，その場でPOCT対応機器(試薬)を用いて数十分以内に検査データを得ることができるPOCTは，今日の医療には必要不可欠である。特に，急性期患者を取り扱う医師または検査データを即時的に必要とする診療部門(ICU，救命救急部，手術部，外来診療部，小児病院，救急車など)では，常に簡易迅速検査が渇望されてきた。

リアルタイム検査が求められるケースとしては，緊急検査，感染症迅速診断，診察前至急検査，在宅検査などが挙げられる[2]。緊急検査は呼吸，循環を中心として生じた病的状態を緊急に是正し生命の安全を保つことを目的とした検査であり，POCTの定義でもある被験者の傍らで行い，すぐにその結果を返すことが最も重視される検査である。感染症迅速診断は初期治療に役立つ情報を診療時間内に報告することができるため，時間がかかる培養検査とは異なり，すぐさま治療に直結できる。また，感染症迅速診断キット検査は感染症か否か判断に迷うケースはもちろんのこと，典型的な症例で判断が可能であっても患者から確定診断を求められたケースなどに有用である。診察前至急検査は医師の即時の判断，処方を可能にし，診療の質を向上させる。在宅検査は訪問時に入院加療を必要とするか否かの判断ができ，患者の負担を軽減できる。加えて，POCT対応機器(試薬)の特性による利点を最大限に発揮できるのは，場所，環境，人員，インフラなどに大きく制限を受ける，大規模災害時の仮設診療所や避難所における患者の状態管理に関する検査である。

POCT対応機器の特長である小型軽量化は，可搬性をもたらした。また，医療現場での即時検査がルーチン検査項目であれば，病院の中央検査室や外注検査センターでの大型分析装置と並立する時代をもたらした。他方，POCT対応試薬である抗原抗体反応を活用したイムノクロマトグラフィー法キット検査は，感染症を中心に心筋マーカーや薬物など，医療従事者の要望に応えて次々と開発され，病院や診療所で普及している。さらに生体情報のモニタリングでは，血中酸素飽和度や心電図波形までもが電話回線を介して医療機関へと送信することが可能となり，在宅酸素療法患者のパルスオキシメータや気管支喘息患者のピークフローメータ，心イベントにおけるモバイル心電計など，POCT

対応機器を用いたモニタリングにより患者のQOLは格段に向上している。臨床検査の基本である「いつでも，どこでも，速く」は，現在に至り，POCTによってようやく実現に向けて真剣に取り組まれるようになった。

　米国におけるPOCTの市場は数千億円ともいわれている。わが国の市場の大きさは米国の比ではないが，今後さらに拡大する傾向にある。その一方で，検査データの保証，管理や検査コストなどにおいて取り組むべき課題も多い。POCTの発達は検査のあり方を変えていくであろうが，POCT対応機器（試薬）のメンテナンスや検査データの管理，使用者への教育のためには検査室との連携が必要不可欠であり[3]，特にPOCTの成功はPOCTコーディネータの活躍にかかっている。

文献

1) Hughes M：Market trends and point of care testing. Point of Care, 1：84-94, 2002
2) 〆谷直人：リアルタイム検査が必要な項目．日本臨床検査自動化学会誌，32：174-179, 2007
3) 坂本秀生：Point-of-Care Coordinatorとしての検査部の関わり．Medical Technology, 31：292-294, 2003

第 **2** 章

検査項目別 POCT の現状と展望

2-1 糖尿病の検査

日本臨床検査自動化学会 POC 技術委員会
公立学校共済組合 関東中央病院 臨床検査部　山崎 家春
株式会社堀場製作所 品質保証統括センター　奥村 淳
アボット ジャパン株式会社 アボット ダイアベティスケア事業部 マーケティング本部　名郷根 修

はじめに

　糖尿病は，膵臓で分泌されるインスリンの量や作用が不足して，代謝機能が悪くなり，慢性的に高血糖状態を呈する代謝疾患である。血糖値が基準値より高くなるのが第一の特徴で，検査では，この血糖値が基準値よりどのくらい高いかをみることが基本となる（**表1**，**図1**）。

表1　健康診断における空腹時血糖値（mg/dL）結果の判断例

値	判断
126 以上	糖尿病が強く疑われる（糖尿病域）
110 以上〜126 未満	糖尿病の疑いがある（境界域）
100 以上〜110 未満	血糖値がやや高い（正常高域）
100 未満	糖尿病の心配はなし（正常域）

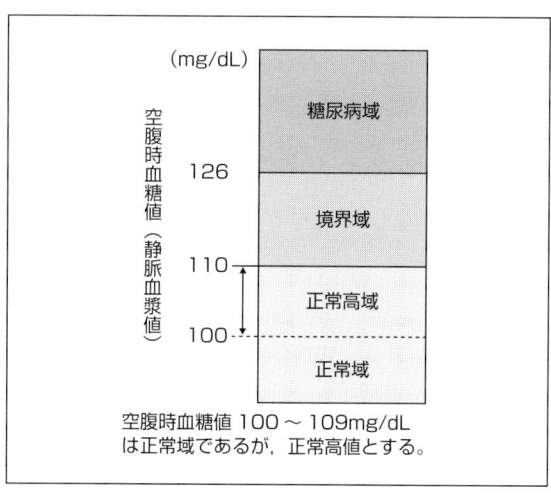

図1　空腹時血糖値の区分

糖尿病が疑われる場合はさらに検査を行い，診断を確定する。

糖尿病の診断

糖尿病の診断には慢性的に高血糖であることの確認が必要不可欠である。そのため，75g経口ブドウ糖負荷試験（75gOGTT）やHbA1c測定を実施し確定診断する（図2）。

HbA1cについては，糖尿病診断における高血糖の補助的な位置づけで6.5%以上とされていたが，日本糖尿病学会が2010年7月に改訂した新しい糖尿病の診断基準ではHbA1cを積極的に取り入れて，糖尿病型の判定にHbA1cの国内基準値6.1%（JDS値）以上を新設した。2012年4月より国際基準値にあ

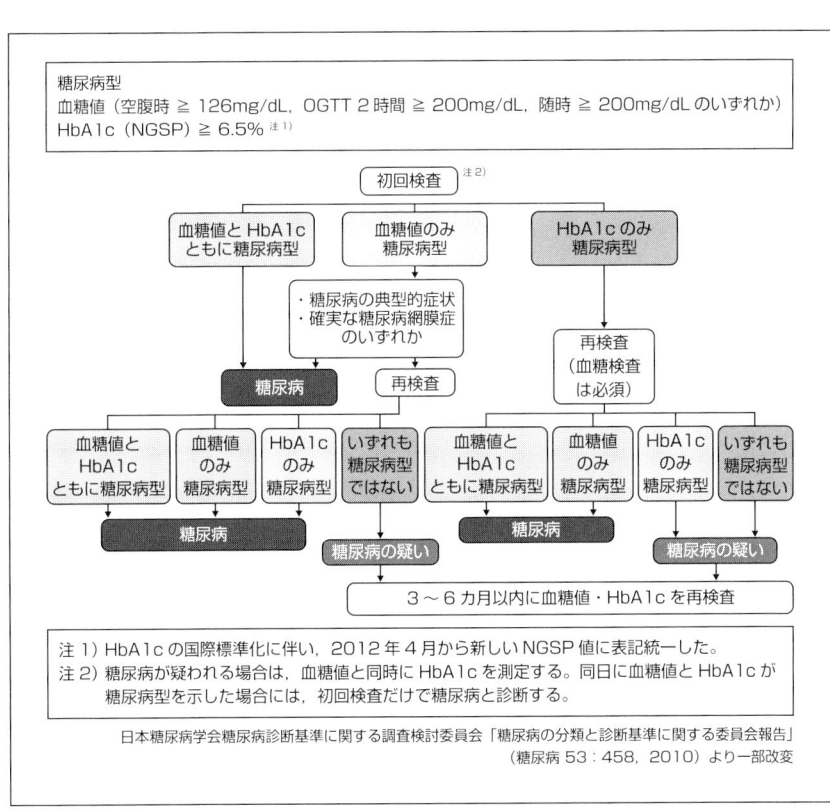

図2 空腹時血糖値の区分

わせるため，基準値は 6.5%（NGSP 値）となった．以上のように，糖尿病は血糖検査と HbA1c 検査の結果により診断される．

また，それ以外にも血糖値のみ糖尿病型であっても，口渇，多飲，多尿など糖尿病の典型的な症状や確実な糖尿病網膜症が判断されれば，糖尿病と診断される．

糖尿病の治療は，血糖値の管理が最も重要である．血糖コントロール状態をより正確に把握するためのさまざまな検査機器がある．

▶ 血糖検査

採血して血糖値を測ることが血糖値コントロール検査の基本で，採血をした時点での血糖の瞬間値である．ただし，血糖値を正しく理解するには，血糖値に対する正しい知識を必要とする．例えば，血糖値は食事や運動，ストレスなどによって大きく変動する．検査機器によっては，ヘマトクリット，酸素分圧，アスコルビン酸やキシロースなどの血液中の共存物質の影響で，血糖値が偽高値または偽低値を示すこともある．これらを含め，妨害物質に関する注意点は検査機器の添付文書に記載されているので，確認し特徴を把握しておくことが望ましい．

また，動脈，毛細管血管，静脈でも血糖値に違いがある．自動グルコース分析装置において測定用の解糖阻止剤入りの真空採血管を使用しても，血液と素早く十分な転倒混和を行わないと解糖を抑えることはできない．そのため，検査機器に運ばれる間も解糖は進んでいる．そういう意味でも，採血した直後にその場で迅速に測定できる POCT 対応機器（⇒巻頭 i ページ参照）の活用はたいへん有効である．

良好な血糖コントロールのためには，在宅での血糖自己測定（self-monitoring of blood glucose：SMBG）も不可欠であり，その機器として多くの血糖自己測定器（以下，SMBG 機器）が用いられている．SMBG 機器には目覚ましい進歩がみられており，患者のニーズに応えるために，仕様および外観（形状，重さ，測定時間，血液量，測定範囲，使用環境など）が年々改善されている．

ただし，医療機器は人体や生命に影響を与える度合いからクラス I （一般医療機器），クラス II （管理医療機器），クラス III，IV （高度管理医療機器）の4つに分類されているが，SMBG 機器は，患者自身による自宅でのモニタリング（経過・観察）を目的とし，人体や生命に重大な影響を与えるおそれがある機器

として高度管理医療機器のクラスⅢに分類されている。これに対してPOCT対応機器は，医療従事者が処置室や病棟などの医療現場でのケア（治療）を目的として使用するものであり，一般医療機器であるクラスⅠの分類に属している。SMBG機器は，その性能基準において許容範囲がかなり広いこと，さまざまな因子の影響を受けることが明らかになっており，診断・治療目的には使用しないよう厚生労働省からも通達が出されている。また，SMBG機器はプリントアウト機能を持たない，システム化されていないなど，患者の間違いや転記ミスといった人為的ミスを引き起こす可能性もある。そのためSMBGは患者個人用の機器であり，病棟や外来において診断や治療の目的で使用してはならない。なお，SMBG機器はPOCTの範疇として取り扱われていない。

SMBG機器に対し，POCT対応機器は医療従事者が測定し，診断・治療に使われることを前提としている。その際，多数の患者を対象とするため，検査データの信頼性の保証，管理を総合的に行うことを念頭に置いている。すなわち，SMBG機器と異なり，以下のようなリスクマネジメントを意識した測定体系が確立されている[1]。

- POCT対応機器では影響を受けるといわれているグルコース以外の糖類や酸素分圧などの影響は最小限に抑えられている。
- プリントアウト機能，またはそれに代わる機能を持つ。
- 患者情報と測定結果がマッチングできるだけでなく，測定日時・測定者・試薬のロット番号などの情報も記録できる[2]。

血糖測定時における注意点

POCT対応機器やSMBG機器による血糖測定時の血液は，指先部からの血液を用いている。しかしながら，指先部より痛覚の鈍い手のひら部からの採血を推奨しているリーフレットを見かけるが，指先部よりも血液量が得られにくい。

採血では専用の穿刺器具を使用するが，穿刺後，穿刺部の周囲を揉み出したり（揉み出し法），絞り出したり（絞り出し法）して，血液量を確保している。

このような方法ではヘマトクリット値が変動し，血液に間質液の混入が確認されている。また，無理やり血液量を確保するため溶血現象（赤血球が壊れる）も確認されている。このような方法は血糖値に誤差を生じさせるため，正しい測定値が得られない。したがって，指先部から信頼のおける血糖値を測定する

ための方法を理解する必要がある。

正しい採血方法（押し出し法）（**図3**）は穿刺後，①〜④のように第二関節部を反対側の親指と中指ではさみながら，ゆっくり穿刺部に向けて押し出す方法である[3]。

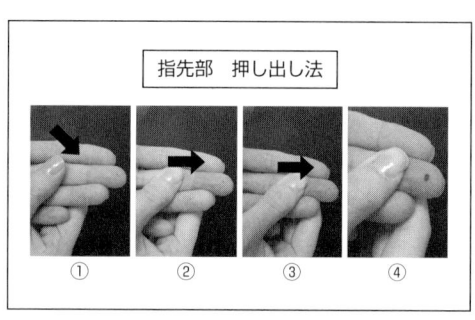

図3 血糖自己穿刺採血時の正しい採血方法

ヘモグロビン A1c（HbA1c）検査

ヘモグロビンは赤血球内の蛋白質の一種で，酸素と結合し全身の細胞に酸素を運ぶ働きをする。血糖値が高いと，血液中のブドウ糖がヘモグロビンに結合し，グリコヘモグロビン（HbA1c）を形成する。HbA1c検査は，ヘモグロビンのうちグリコヘモグロビンが占めている割合を調べる検査で，基準値は4.3〜6.2%（NGSP値）である。グリコヘモグロビンは一度形成されると，その赤血球の寿命まで消滅しない。したがって，赤血球は約4カ月の寿命であることから，過去1〜2カ月間の血糖コントロール状態の平均を反映したものと考えられている。そして，血糖値が検査前の食事やブドウ糖含有飲料水の摂取によって変動するのに対し，HbA1cは影響を受けないという特徴もある。このような背景に加え，糖尿病の判断基準にHbA1cが含まれたことで，POCT対応機器を使用する医療機関が年々増えてきている。また2013年5月の糖尿病学会では，合併症予防のために多くの糖尿病患者における血糖管理目標値をHbA1c 7%未満とすること，より良い血糖管理を行うことで糖尿病の合併症で悩む人々を減らすための努力を惜しまないことを「熊本宣言2013」として発表した（**図4**）。これにより，HbA1cに対する関心がより高まっている。日本糖尿病学会では測定原理としてHPLC法による方法を基本としている。

2-1 糖尿病の検査

目標	コントロール目標値 [注4]		
	血糖正常化を[注1] 目指す際の目標	合併症予防[注2] のための目標	治療強化が[注3] 困難な際の目標
HbA1c (%)	6.0 未満	7.0 未満	8.0 未満

治療目標は年齢，罹病期間，臓器障害，低血糖の危険性，サポート体制などを考慮して個別に設定する。

注1) 適切な食事療法や運動療法だけで達成可能な場合，または薬物治療法中でも低血糖などの副作用なく達成可能な場合の目標とする。
注2) 合併症予防の観点から HbA1c の目標値を 7% 未満とする。対応する血糖値としては，空腹時血糖値 130mg/dL 未満，食後 2 時間血糖値 180mg/dL 未満をおおよその目安とする。
注3) 低血糖などの副作用，その他の理由で治療の強化が難しい場合の目標とする。
注4) いずれも成人に対しての目標値であり，また妊娠例は除くものとする。

図4 血糖コントロール目標

注意点：赤血球の寿命が短くなるような貧血の場合，ヘモグロビンFを認める場合や白血病などでは正しい測定値を求めることができない。

▶ その他の検査
グリコアルブミン（GA）検査

　グリコアルブミン(GA)検査は，血液中の蛋白質の主要成分のアルブミンがどのくらいの割合でブドウ糖と結合しているかを調べる検査で，基準値は11.0〜16.0%で，これより高ければ血糖値が高い状態が続いている。GA値は，アルブミンの寿命から過去約2週間の血糖コントロール状態を表す指標となり，HbA1c検査では把握できない短期間の血糖値の変化を捉えることができる。例えば，劇症型糖尿病や比較的短期間の血糖の変化を捉えることができる。①「低血糖，高血糖を繰り返しやすい人の血糖コントロールの指標」，②「運動療法による運動量の加減の評価」，③「薬物療法を開始したとき，薬剤の投与量の変更時，薬剤の種類の変更時の薬の効き具合」の評価を，血糖コントロール状態を短期間で知ることができるため重要である。また，糖尿病透析患者の場合，エリスロポエチン療法，輸血，透析そのものなど，赤血球寿命の変動要

因を数多く有し，HbA1c 値が影響することがあるため，GA を血糖コントロールの指標として測定する必要がある．そのため，迅速に測定できる POCT の GA 測定機器の登場が望まれている．

1,5-アンヒドログルシトール（AG）検査

1,5-AG は食品に含まれている物質であるが，栄養素としての役割はなく，腎尿細管で 99.9% が再吸収されるが，血糖が高いと再吸収が競合阻害を受けるため，尿糖と一緒に排泄される．血液中の 1,5-AG は，数値が低いほど血糖コントロールが悪いと判断される．過去数日間の血糖コントロールの指標となり，基準値は 14.0 μg/mL 以上である．血糖コントロールに対してはグリコアルブミンよりさらに敏感に反応し，血糖値のように食事や運動に影響されることはなく，食事療法や運動療法の効果もすぐに結果に表れる．また 1,5-AG は，比較的軽度の高血糖により敏感に反応するという特徴がある[4]．

在宅検査

糖尿病は自己管理が基本であり，患者自身が自宅でできる検査もある．最も簡単なのは体重を管理し太りすぎないことである．尿検査では，市販の試験紙を使い，尿糖，ケトン体を調べることができる．SMBG 機器で血糖自己測定を行うことも可能である．自宅で行った検査の結果を記録し，医師に伝えることは，医師が治療方法を判断するのにたいへん参考になる．

血糖値のコントロール状態が悪いと，糖質，脂質や蛋白質などの代謝異常も生じてくる．この代謝異常が長期間に及ぶと合併症が伴うことになる．糖尿病の合併症には，微小血管障害として糖尿病網膜症，糖尿病腎症，糖尿病神経障害（自律神経障害，感覚・運動神経障害など）の三大合併症が挙げられる．また，大血管障害の要因である動脈硬化の進行に伴い，脳梗塞や脳出血などの脳血管障害，心筋梗塞や閉塞性動脈硬化症（ASO）の発症頻度が高くなる．

糖尿病の合併症予防のために利用されている POCT 機器の一部を以下に挙げる．

- 糖尿病網膜症：無散瞳眼底デジタルカメラ（眼底検査）
- 糖尿病腎症：生化学分析装置（⇒巻頭 i ページ参照）（尿一般検査，微量アルブミン）

- 自律神経障害：心電計（心拍数変動検査〈CV R-R〉）
- 動脈硬化：血圧脈派検査装置（CAVI：血圧の影響を受けない心臓から足首までの動脈の硬さ，ABI：下肢動脈の峡さ・閉塞検査）
- 抗凝固療法のモニタリング：血液凝固分析装置（PT-INR 検査）
- 心血管疾患の疑いのときに特化した移動式免疫蛍光分析装置（トロポニンT，トロポニンI，ミオグロビン，NT-proBNP，D-ダイマー，CRP，βhCG 検査）

最後に挙げた移動式免疫蛍光分析装置は，救急外来の現場で全血検体を真空採血管のままセットし，パラメータを選択後，スタートボタンを押すだけで10〜20分後に結果報告が可能である。

おわりに

糖尿病はいかに合併症を予防するかが重要なポイントである。患者自身の日々の努力が必要であるが，臨床検査技師が日常意識せずに検査に使用している機器が実はPOCT対応機器であることも多く，その貢献は大きい。高齢化社会が進んでいる現在，POCT対応機器の活用の場はよりいっそう多岐に及んでいる。

文献

1) 門脇孝：糖尿病・糖代謝異常に関する診断基準検討委員会報告 ―空腹時血糖値の正常域に関する新区分―．糖尿病，51：281-283，2008
2) 門脇孝：熊本宣言2013 あなたとあなたの大切な人のために Keep your A1c below 7%，2013
3) 山崎家春：Self-monitoring of blood glucose (SMBG) の問題点と正しい採血方法 ―血糖自己穿刺採血時の手技と部位が測定値に与える影響―．臨床病理，59：281-287，2011
4) 木下真紀，松尾収二：POCTの問題点とは何か？　精度管理はどうすればよいか？．糖尿病診療マスター，9 (2)：187-192，2011

参考文献

1) 片岡浩巳:POCT 機器の検査システム・電子カルテシステムへの接続. 臨床検査,54:29-37,2010
2) 糖尿病治療ガイド編集委員会:糖尿病治療ガイド 2012-2013,2013

2-2 感染症の検査

日本臨床検査自動化学会 POC 技術委員会
公立学校共済組合 関東中央病院 臨床検査部　山崎 家春

POCT の現状

　感染症の診断や治療には臨床微生物検査からの情報が重要である。微生物の検査は検体をスライドガラスに塗抹してグラム染色した後，顕微鏡検査によって判定するのが基本である。また同時に，微生物の培養を実施して発育した微生物の分離・同定および薬剤感受性検査まで行う。これらの検査には時間と習熟した高度な技術が要求される。

　感染症初期の迅速診断では POCT 対応機器・試薬を用いた検査が重要な役割を担っている状況である。特に生命に危険が及ぶ呼吸器感染症をはじめ，急性下痢症，性行為感染症や敗血症などの場合には迅速な対応が必要である。

　POCT 対応の感染症迅速検査キットは，細菌，ウイルス，真菌，原虫疾患などを対象に多岐にわたり，現在ではその種類も多くなっている。

　検査法の多くは免疫学的検査法の抗原抗体反応であるイムノクロマトグラフィー法 (immunochromatography assay：ICA)（目視判定）によるものである。その他の測定原理として酵素免疫測定法 (enzyme immunoassay：EIA)，化学発光免疫測定法 (chemiluminescence immunoassay：CLI)，ラテックス凝集法 (latex agglutination：LA)，ウレアーゼ法 (urease method) などがある。

　ICA 検査の検出感度は高く，感染症発症初期の抗原量が少量でも検出することが可能である。目視法による判定では弱陽性を確実に判定することが課題である。

　反応結果が弱い場合において陽性と判定できるか，あるいは誤陰性と判定するかでは，その後の診断・治療に大きな影響を与えることになる。そのため最近では，デンシトメトリー法による専用の判定装置を用いて判定ができる検査キットが販売されている。

　現状の ICA 検査では目視による誤判定や，検査結果を手書き作業で行っているため誤記入が生じる可能性があることも事実である。POCT ガイドライン[1]には「測定結果を外部出力機能，測定日，時刻，患者属性等が入力できる。も

しくは印字できる機能ほかを有する」こととなっている。目視法によるICA検査キットを使用している検査者には誤判定，誤記入に対する不安は大きい。測定結果の転記の必要がない仕組みを備えたデンシトメトリー装置を利用することで，判定にばらつきのない正確な結果報告が可能となる。

事実，2013年9月30日に発刊された『2013年版 臨床検査市場の展望』(矢野経済研究所発行)によると，「インフルエンザ迅速検査ではイムノクロマトリーダー（デンシトメトリー）利用型に注目」との報告がされている。

また近年では，迅速，簡易，精確な遺伝子増幅法(loop-mediated isothermal amplification：LAMP)が開発されおり，その検査対象項目も増えつつある。

感染症領域におけるPOCT対応機器・試薬について，①ICAの原理，②ICA＋デンシトメトリー分析法の原理，③ウレアーゼ法の原理，④LAMP法の原理，⑤検査項目別の特徴・留意点，⑥ICAのメリットとデメリット，⑦検査のポイントについて述べる。

感染症迅速検査法

感染症迅速検査法には種々の原理があるが，適した条件は**表1**のとおりである。これらの条件に見合う目視法による感染症迅速検査キットとして，現状ではICA，EIA，LA，ウレアーゼ法が用いられている。

主な測定法の原理と注意点

イムノクロマトグラフィー法（ICA）（目視法）

デバイス内のセルロース膜上には標識抗体コンジュゲートパッド，抗原（抗体）特異抗体（抗原）部，そして標識抗体特異抗体部が固相してある。終着部には余分な検体を吸収するパットが設けられている。標識抗体（抗原）には着色粒子として金コロイドや着色ラテックスを標識した抗体（抗原）を使用している場合が多い。所定の前処理を施した検体が滴下部に滴下されると毛細管現象によ

表1 感染症迅速検査法に適した条件

1. 検体の採取が容易である	5. 目視で結果判定が可能である注)
2. 検体の前処理が不要である	6. 特別な機器を必要としない
3. 操作が簡便である	7. 感度・特異度が良い
4. 判定までの所要時間が短い（数十分以内）	

注）目視法の限界について筆者の文献[2]を参照

りセルロース膜を流動する間に免疫反応が行われ，1ステップ5〜15分で簡便に目的とする抗原（抗体）が検出可能なサンドイッチイムノアッセイである。

基本的なICAの測定原理を**図1**に示した。

抗原検出部のライン表示に着色粒子として金コロイドを用いて特定抗原を検出する場合では，検体中の特定抗原と金コロイドを結合した標識抗体が反応し結合物を形成する。この結合物は流動し，デバイスのセルロース膜上に固相した抗原検出部での抗原抗体反応の結果，サンドイッチされた複合体が形成され，金コロイドの凝集により赤紫色のラインが表示される。抗原検出部の抗原特異抗体が検体中の特定抗原と反応しない場合は，抗原検出部には着色は認められない。コントロール部は特定抗原の有無にかかわらず，赤紫色のラインが表示される。このコントロール部に赤紫色のラインが表示されない場合は，検査が正しく行われていないことを意味している。

抗原（抗体）を高感度に検出が可能で，検体中に含まれる抗原（抗体）量と抗原（抗体）検出部の反応結果の色調は比例する。抗原量が少ない場合にはピンク色の淡い色調で表示されるため，判定者の視認感度の個人差により弱陽性を認識できない場合が少なくない。

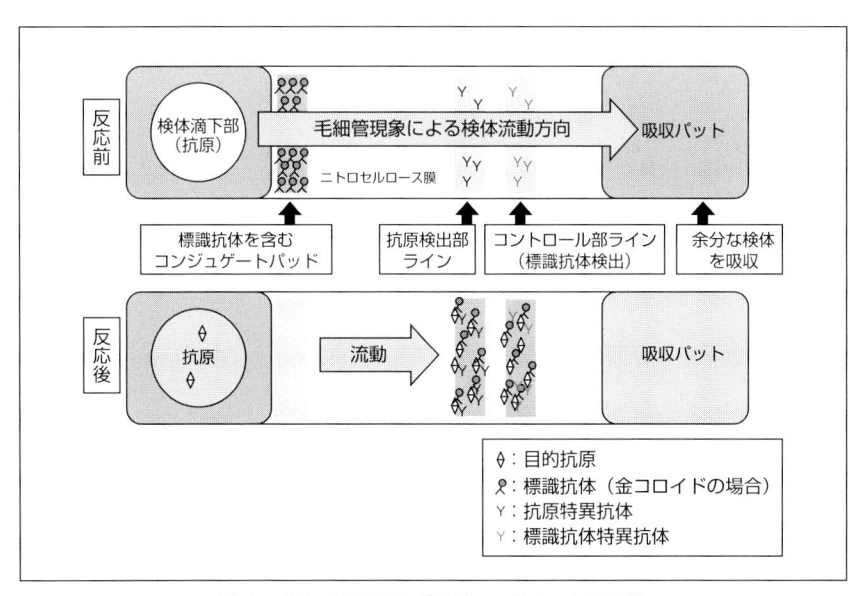

図1 イムノクロマトグラフィー法キットの原理
（金コロイドを用いた抗原検出のデバイスを上から見た図）

▶ ICA ＋デンシトメトリー分析法

デンシトメトリー法には種々の方法があり，ここでは 2 つの方法について述べる。

① ICA で反応後，抗原(抗体)検出部の反応ラインを目視法の代わりに光学的に判定する手法である。抗原(抗体)検出部の反応ラインを反射光測定法(測定波長：525nm, 610nm)により結果を求めている。この装置には内蔵プリンタ，データ記憶，外部出力，通信機能(RS-232C 準拠双方向通信)，バーコード機能を有しており，弱陽性判定のばらつきは少ない。また，通信機能で上位のシステムに接続することで判定結果の誤入力を防止することが可能である。

② 金コロイドを標識に用いた ICA では，反応後，写真現像の銀増幅技術の応用により銀反応させることで，ピンク色を示す金コロイド粒子(直径約 0.005μm)を Ag イオンと還元剤により黒化した大きい金属銀粒子(直径約 6μm)に増幅して約 100 倍，高感度な検出を可能にしている。この方法では自動判定が可能で，反応時間の管理が不要であり，内蔵プリンタの機能を有している。判定しやすい大型黒化粒子に増幅することで，弱陽性判定のばらつきはなく，精確な判定結果を報告することが可能である。

▶ ウレアーゼ法

試薬中の尿素がヘリコバクター・ピロリ (*Helicobacter pylori*：*H. pylori*) 菌体中のウレアーゼにより，加水分解されてアンモニアを生じる。アンモニアを生じると pH が上昇し，pH 指示薬であるブロムフェノールブルーの色調が黄色から青色に変化する。その色調の変化を目視判定することで *H. pylori* の存在を迅速に捉えることができる。

▶ LAMP 法

遺伝子増幅法の一つである。特徴は，標的とする遺伝子の 6 つの領域に対して，DNA ポリメラーゼが DNA 合成の開始に必須な核酸の断片であるプライマーを 4 種類設定していることである。増幅は鎖置換反応を利用し，すべて一定温度で連続的に進行させることができる。検査手技は検査材料の遺伝子，プライマー，鎖置換型 DNA 合成酵素，基質などを混合し，65℃の状態に保温することで反応が進行する。検出までの工程が 1 ステップであるため，簡便，迅速，

そして精確な測定が可能である。

　増幅効率は高く，DNAを15分〜1時間で109〜1,010倍に増幅することができる。特異性も極めて高く，目的とする標的遺伝子配列の存在は増幅産物の有無で判定できる。

▶ 感染症迅速検査キットの対象病原体微生物と留意点

▶ 細菌

A群β溶血性連鎖球菌（group A *streptococcus*：GAS，A群溶連菌）

　急性咽頭炎，膿痂疹（とびひ），猩紅熱，急性糸球体腎炎，リウマチ熱や蜂巣織炎などの原因として知られている。のどや皮膚にこの菌を持っていても何の症状もない場合もある。

留意点：迅速検査の特異度は高く，感度は80％以上である。抗原量（菌量）に依存するので，採取方法は重要で，正しい採取方法は鼻腔もしくは咽頭拭い液である。

　日本のA群β溶血性連鎖球菌咽頭炎は，感染症法での5類の小児科定点把握疾患であり，年齢別では5歳が最も多い。

肺炎球菌（*Streptococcus pneumoniae*）

　グラム陽性の双球菌で，細胞壁とその外側に厚い莢膜を持っている。莢膜の病原型は型特異的な多糖類莢膜から構成され，莢膜抗原による血清型分類は84種類あるとされる。肺炎球菌の細胞壁のC-polysaccharide（C-ps）は血清型にかかわらず，すべての肺炎球菌において同一構造を有する共通抗原である。

　肺炎球菌性肺炎を含む肺炎は死亡原因の第3位であるが，そのうち市中肺炎は20〜40％と非常に多い。

　肺炎球菌類は気道の常在菌で，化膿性髄膜炎，副鼻腔炎の起因菌のなかでは最も重要な細菌である。肺炎はその起因菌から細菌性肺炎と非定型肺炎に分けられ，治療法は大きく異なり，治療法の選択を誤ると致命的となるおそれもある。このことから肺炎起因菌の迅速検査は臨床上重要である。

肺炎球菌の抗原検出が可能なキットに用いられる材料は，尿，喀痰，上咽頭拭い，耳漏，中耳貯留液などである。

留意点：尿中に抗原が排出されるのは症状出現後，3日目以降であり，そのため発症直後の尿検体では検出できないことがある。また，炎症所見が改善後，2ヵ月以上抗原が排出されることもあり，治療効果の判定に用いることはできない。

クロストリジウム・ディフィシル（*Clostridium difficile*：CD）

病院，高齢者施設などにおける入院患者や入居者での集団発生がみられることがあり，院内感染の起因菌として注意が必要である。

CD感染症はすべての年齢層でみられ，特に65歳以上の高齢者での発生が多いが，高齢者に限らず免疫機能が低下している場合にも発生が多くなっている。

CD感染症を引き起こす要因としては，2～3ヵ月以内にほかの感染症治療のため，抗生物質を使用している場合が挙げられる。多くの抗生物質が無効であり，抗生物質や抗がん剤などを使用することで正常な腸内細菌のバランスが乱れ，本来自分が持っているCD感染症に対しての防御機構が弱まる。そのため，増殖したCDがA毒素，β毒素などの毒素を産生することで，下痢などの症状を発症する。

留意点：感染した人の便中にはCDが排出されるため，便中に出てきたCDで汚染された器物，衣類や手指などを介して，人の口や粘膜を通して他人に感染する。

トリポネーマ・パリダム（梅毒）（*Treponema pallidum*：TP）

梅毒は性行為感染症(sexually transmitted disease：STD)として古くから知られた疾患であり，世界中に広く分布している。ペニシリンによる治療が成功し，その発生は激減したが，その後も各国で何度か再流行が発生している。そのため，今後も再流行が発生する可能がある。

留意点：梅毒感染初期では TP 抗体が未産生であったり少量のため，陰性と判定される場合がある．また，免疫グロブリンを含む血液製剤を投与されている患者の血清では陽性反応を示すことがある．綿棒で採取した検体は直ちに検査する．

レジオネラ（*Legionella*）
　レジオネラ属菌は，土壌や水環境で普通に存在する菌である．噴水，ビル屋上の冷却設備，ジャグジー，循環水を利用した風呂や加湿器などによる人工環境が感染する機会を増加させている可能性がある．病原体の暴露を受けても必ずしも発症するわけではない．細胞性免疫能が低下している場合に肺炎が発症しやすいといわれている．

留意点：症状出現後 2～3 日で陽性となるため早期診断が可能であるが，治療後も長期間にわたり陽性が持続する場合があり，再燃や再感染の区別がしにくい．

結核菌（*Mycobacterium tuberculosis*）
　ほかの一般的な細菌と比べ細胞構造や培養のための条件など多くの点で異なる．特に，細胞壁には脂質に富んだミコール酸と呼ばれる物質を持つため，消毒薬や乾燥に対して高い抵抗性を示す細菌である．しかし，熱，紫外線，日光により死滅する．グラム染色に染まりにくく染色性も不安定であるが，抗酸性染色であるチール・ネールゼン染色で染まり，いったん染まった色素は強い脱色剤である塩酸アルコールに対しても脱色抵抗性を示すことから，抗酸菌と呼ばれている．結核菌は培地での増殖に約 1 カ月を要するため，これまで結核菌の迅速検査は困難であった．そのため後日，陽性結果が確認された場合，受診日から結果が確認されるまでの期間の接触者調査が必要になる．近年，遺伝子増殖法である LAMP 法による迅速検査キットでは約 60 分で結果報告が可能となっている．

ヘリコバクター・ピロリ（*Helicobacter pylori*：*H. pylori*）
　ヒトなどの胃に生息するらせん状の細菌で，ピロリ菌とも呼ばれている．胃の内部は胃の細胞から分泌される胃酸（塩酸）により強酸性の環境であり，細菌

などは生息できないと考えられていた。しかし，HP はウレアーゼという酵素を産生している。この酵素は胃の粘液中の尿素をアンモニアと二酸化炭素に分解する働きがある。このとき生じたアンモニアで，胃の酸性粘液を局所的に中和して，HP は胃粘膜へ感染し生息している。

　HP の感染は，慢性胃炎，胃潰瘍，十二指腸潰瘍，および胃がんや MALT リンパ腫などの悪性腫瘍の原因菌として注目されている。

マイコプラズマ（*Mycoplasma*）

　マイコプラズマ目（*Mycoplasmatales*）に属する細菌の総称で 3 属に分類されている。小児・学童，若年成人などの急性呼吸器疾患の病原体として重要である。

　菌体の大きさは径 125 〜 200nm の基本小体と，長さが 150μm にもなるフィラメントからなっている。菌体の大きさがウイルスと同等であることや細胞壁を欠いていることなどから，細菌とウイルスの中間に位置するものと考えられていた。しかし，基本小体は増殖能を有し，無細胞培地で培養できることから，現在では細菌に分類されている。4 年に一度オリンピックが行われる年に流行する傾向があり「オリンピック熱」とも呼ばれるが，近年は 4 年に一度の傾向が乱れてきている。

留意点：検査材料は血清であるが，血漿の場合の抗凝固剤はヘパリンを使用する。

▶ 細菌とリケッチアの中間

クラミジアトラコマティス（*Chlamydia trachomatis*）

　STD 感染症の起因微生物として近年，若年層への感染が増加している。自覚症状が弱く感染に気づかずに放置されてしまうことが多く，知らず知らずのうちに感染が広まる。感染が進行すると不妊症の原因になるといわれている。

留意点：クラミジア症は早期発見が重要であり，確実に治療するためには，感染の疑いのある男女ともに検査する必要がある。検査材料として女性は生殖器から，男性は初尿の検体が対象である。

ウイルス

インフルエンザ（influenza）

　インフルエンザウイルスは鼻咽頭，喉や気管支などを感染臓器として感染症を引き起こす。これまでウイルス感染症の確定診断は急性期と回復期のペア血清を用いて抗体価検査を実施するため，判定まで時間を要していた。近年，インフルエンザA/Bが迅速に鑑別検査できるようになり，早期診断・治療が可能となった。検査材料は鼻腔拭い液，鼻腔吸引液や咽頭拭い液などである。

　インフルエンザウイルスの迅速検査により，インフルエンザウイルスに効果を示す治療薬である経口薬（商品名：タミフル）や口腔内吸入薬（商品名：リレンザ，イナビル），点滴静注薬（商品名：ラピアクタ）を早期に投与開始することが可能となる。

留意点：検査材料の採取方法は検査結果に大きな影響を及ぼす。感染初期や不適当な材料での検査により抗原量が不十分な場合，弱陽性となる可能性があり，その弱陽性を確実に判定できなければ有効な薬剤の投与を受けることができなくなる。

ロタウイルス（rotavirus）

　冬になると乳幼児を中心にウイルスによる胃腸炎が流行する。その原因はロタウイルスとアデノウイルスの感染によることが多い。

　乳児嘔吐下痢症ともいわれ，白色下痢便が特徴で突然の嘔吐で発症する。有効な薬はないが確実な早期診断により，対症療法によって重篤な症状を防ぐことが可能である。

留意点：患者の嘔吐物や糞便を処理する場合は接触感染予防に努め，特に糞口感染を起こすことも多いため，ほかの患者や家族に感染させないための感染予防には手洗いが重要である。

RSウイルス（respiratory syncytial virus）

　冬季に急性呼吸器感染症として2歳以下の乳幼児に好発する。感染力は非常に強く，約70％の乳児が生後1年間に感染し，気管支炎や肺炎などを起こすといわれている。感染経路は飛沫感染と接触感染があり接触感染が多い。乳幼

児の突然死症候群の原因の一つとも考えられ，迅速検査・診断により適切な対処を行うことが重要である。

特徴として，反復感染が多く生涯何度でも感染し，成人でも頑固な咳や鼻水を伴う急性上気道炎を起こす。また，免疫力の低下している高齢者では重症化することがある。RSウイルス感染の鑑別診断は重要である。

アデノウイルス（adenovirus）

呼吸器，眼や消化器まで幅広い感染症を発生させる。流行性角結膜炎は手を介した接触感染である。またウイルス性胃腸炎の原因ともなる。アデノウイルス抗原を検出する迅速検査キットは，角結膜，咽頭拭い液用と糞便用は区別している。

留意点：角結膜材料の迅速キットではアデノウイルスの型別判定はできない。陽性であればアデノウイルス結膜炎と診断して間違いないが，陰性の場合でもアデノウイルスではないと言いきれないため，発病早期（3日以内で80％の陽性率）に調べる。また，できるだけ多くの結膜上皮細胞を採取する。

ノロウイルス（norovirus）

ノロウイルス感染が原因のウイルス性の嘔吐・下痢症が，毎年11月ごろから翌年の4月にかけて流行する。特に子供が集団生活している保育園，幼稚園や小学校などの施設内でヒトからヒトに感染し，爆発的に流行することがある。ノロウイルス感染症は，カキなどの2枚貝の生食による食中毒が知られている。集団感染の大半はノロウイルスに感染したヒトからヒトへ広がっていく。

留意点：嘔吐物や下痢便には大量のノロウイルスが含まれている。感染力が強いため，わずかな量のウイルスでも容易に感染する。症状が治まっても約1週間は便中にウイルスが認められるので，肌着や共通のタオルなどの取り扱いにも注意が必要である。

HIV（human immunodeficiency virus：ヒト免疫不全ウイルス）

レトロウイルス科レンチウイルス属に属し，エンベロープを持つプラス鎖の一本鎖 RNA ウイルスであり，HIV-1 と HIV-2 の 2 つのタイプが存在する。

非常に変異しやすいウイルスで，表面抗原がそれぞれ異なり多種多様な型があり，そのためワクチンを作製することが困難である。

肝炎ウイルス（viral hepatitis）

現在，A 型から E 型まで 5 種類が確認されていて肝細胞内で増殖して肝炎を起こすウイルスである。A 型と E 型は，感染者の糞便中に排出されウイルスに汚染された水や食物を介して経口感染する。B 型，C 型，D 型は血液を介して感染する。迅速検査キットでは HBs 抗原，HBs 抗体，HCV 抗体検査がある。

▶ 敗血症とプロカルシトニン

敗血症

敗血症は全身性炎症反応症候群（systemic inflammatory response syndrome：SIRS）の一病態と考えられている。敗血症の診断は感染徴候とともに，CRP，TNF, IL-6 などのマーカーや血液検査などで判断している。感染徴候を認めない，侵襲の強い外傷による SIRS でも CRP，TNF, IL-6 などが上昇するため，感染症による SIRS の敗血症との違いが認められず鑑別が困難とされる。

プロカルシトニン（procalcitonin：PCT）

カルシトニンの前駆蛋白として甲状腺の C 細胞において生成される。炎症によって誘導，生成される血漿 PCT について，甲状腺以外での生成部位は確定されていない。PCT は循環血液中では半減期が約 24～30 時間といわれ，新しい信頼性の高い敗血症のマーカーとして注目されている。

PCT は重症の細菌，真菌や寄生虫感染症の診断の要素で，感染に対する全身的な反応の過程でのみ生成される。一方，局所に限定された細菌感染，ウイルス感染，自己免疫疾患，アレルギー疾患や慢性炎症性疾患では，PCT の誘導，生成は認められないといわれる。PCT の血漿濃度は感染による炎症の度合いを反映しており，PCT 濃度の経過観察は有用である。

ICA のメリットとデメリット

ICA 検査は目視法での判定がほとんどで，感度・特異度が高く，簡便，迅速である。一方，用手法であるため患者氏名や結果の誤記入の原因になる。また，判定時の環境条件や判定者の視認感度の個人差による誤判定も起こる。詳細を**表2**，**表3**に示す。

検査のポイント

測定原理（固相抗体／抗原と発色）

基本的には，抗原抗体反応において「抗原／抗体」＋「標識 抗体／抗原」＋「固相化 抗体／抗原」によってサンドイッチされた標識抗原抗体複合体が，検出部でライン状に着色され，その有無を目視で確認し判定している。検出抗原もしくは抗体量により色調の濃淡として表現されるが定性検査である。標識物質と判定部位の色調については**表4**に示す。

注意事項

検査キットを湿度の高い場所で保存したり，開封したままで長時間放置するとコロイド成分が凝集し，スムーズに反応が展開できなくなる可能性がある。

表2 イムノクロマト法のメリット

1. 検体は容易に採取が可能
2. 大型の装置が不要
3. 操作は簡便で誰にでも測定が可能
4. 迅速に判定が可能（10〜30分）
5. 目視で判定できる
6. 感度・得意度が良い
7. キットの保管は室温が多い
8. 必要なテスト件数だけ使用可能

表3 イムノクロマト法のデメリット

1. 検体の採取方法に起因する誤陰性判定
2. キットへの患者名の誤記入
3. キットに用いられている膜素材による検体の拡散性が異なる
4. 判定時間を厳守
5. 判定時の照度環境による誤陰性判定
6. 弱陽性時の反応表現色が淡く，判定者の視認感度差による誤陰性判定

表4 標識物質と判定部位の色調

標識物質	判定部位の色調
検体中の抗原＋アルカリホスファターゼ標識抗体＋BCIP[注]	青色色調
検体中の抗体＋セレニウムコロイド標識抗原	赤色色調
検体中の抗原＋金粒子コロイド標識抗体	ピンク色色調

注）BCIP：5-ブロモ-4-クロロ-3-インドニル-リン酸ナトリウム塩

また，精度管理の面ではコントロールラインの有無により毛細管現象で検体が膜上を流動したことを確認しているにすぎない。コントロールやキャリブレータは使用されていない。

▶ 検査者の目視感度による誤陰性判定の問題[2)]

ICAによるインフルエンザ検査後のキットを用いて，「弱陽性」1例を，明らかな「陰性」9例に混在させ10例とし，判定者には10例のなかに1例「弱陽性」があることを伝えた後，どのように判定するかを検証した。

①判定者の年代：20歳代2名，30歳代3名，40歳代3名，50歳代4名の計13名
②判定結果：40歳代1名，50歳代3名が「弱陽性」を「陰性」と判定した（**表5**）

弱陽性の場合，個人差はあるものの，判定者が40歳代後半以降になると視認感度の低下のため，弱陽性を認識できず陰性と判定する場合も少なくない。この検証から検出感度の良い目視法によるICA検査では，「弱陽性」の場合に，判定者の視認感度の個人差により「誤陰性」と判定する大きな問題点があることがわかる。

▶ 弱陽性例を「誤陰性」としないための工夫

目視判定はメリットでもあるが，視認感度の問題がある。高感度で検出できても弱陽性の判定を見分けることができなければ大きなデメリットになる。

①目視判定時には照度環境も必要である。検査室内照明下では，弱陽性時の淡い色調が見にくいため，LEDあるいは蛍光灯卓上スタンドの真下のように明るい環境で判定する。
②目視判定するときは若い年代も含めた複数で行う。

表5 弱陽性例における年代別，目視感度の検証

年齢	20代		30代			40代			50代			
判定者	A	B	C	D	E	F	G	H	I	J	K	L
判定結果	±	±	±	±	±	±	−	±	−	−	±	−

まとめ

病原体の抗原(抗体)検出について,検査に要する時間を数十分以内に短縮したICAが実用化されている。POCT用に開発された感染症迅速検査キットは簡便で取り扱いやすく,感染症か否かの判断に迷うケースや,臨床的に典型的な症状から診断が可能な場合でも,確定診断として利用価値が高いものである。

今後さらに,医療現場の感染症迅速検査キットとしてPOCTの活用は広がり,多くの微生物に対する迅速検査キットが開発されつつある。一方,目視法のデメリットである視認感度のばらつきは診断に直接影響を及ぼすため,デンシトメトリー法による判定が必要である。また,LAMP法による遺伝子レベルの迅速検査は,培養に時間を要する結核菌の検査に有用である。

感染症領域のPOCT対応機器・試薬は**表6**から**表11**に示すとおりである。

表6 呼吸器感染症(ウイルス)検査一覧

項目	試薬・機器名	測定原理	判定時間	検体種	販売会社
RSウイルス抗原	BD RSV エグザマン	イムノクロマト法	15分	鼻咽頭	日本ベクトン・ディッキンソン
	BD ベリタスシステム RSV	イムノクロマト法(判定にリーダー使用)	10分	鼻腔拭い液,鼻腔吸引液,鼻腔洗浄液	日本ベクトン・ディッキンソン
	BinaxNOW RSV テスト	イムノクロマト法	15分	鼻腔洗浄液,鼻咽頭拭い液	栄研化学
	イムノエース RSV neo	イムノクロマト法	3〜8分	鼻腔拭い液,鼻腔吸引液	タウンズ
	イムノカード ST RSV	イムノクロマト法	15分	鼻腔拭い液,鼻腔吸引液,鼻腔洗浄液	テーエフビー
	クイック チェーサー RSV	イムノクロマト法	15分	鼻腔拭い液,鼻腔吸引液,鼻腔洗浄液	ミズホメディー
	クイックナビ-RSV	イムノクロマト法	8分	鼻腔拭い液,鼻腔吸引液	デンカ生研/大塚製薬
	スタットマーク RSV スティック	イムノクロマト法	10分	鼻腔拭い液,鼻腔吸引液	カイノス
	チェック RSV	イムノクロマト法	15分	鼻腔吸引液,鼻腔洗浄液	Meiji Seikaファルマ/アルフレッサファーマ
	プライムチェック RSV	イムノクロマト法	5〜10分	鼻腔拭い液,鼻腔吸引液,鼻腔洗浄液	アルフレッサファーマ

2-2 感染症の検査

項目	試薬・機器名	測定原理	判定時間	検体種	販売会社
RSウイルス抗原	プライムチェックRSV（Sタイプ）	イムノクロマト法	5～10分	鼻腔拭い液,鼻腔吸引液,鼻腔洗浄液	アルフレッサファーマ
	ポクテムS RSV	イムノクロマト法	8分	鼻腔拭い液,鼻腔吸引液,鼻腔洗浄液	シスメックス
RSウイルス抗原／アデノウイルス抗原	ラピッドテスタRSV-アデノ	イムノクロマト法／デンシトメトリー法	10分	咽頭拭い液	積水メディカル／極東製薬工業
RSウイルス抗原／インフルエンザウイルス抗原	クイックナビFLU＋RSV	イムノクロマト法	8分	鼻腔拭い液,鼻腔吸引液	デンカ生研／大塚製薬
	プライムチェックFLU・RSV	イムノクロマト法	5～10分	鼻腔拭い液,鼻腔吸引液	アルフレッサファーマ
	プライムチェックFLU・RSV（Sタイプ）	イムノクロマト法	5～10分	鼻腔拭い液,鼻腔吸引液	アルフレッサファーマ
RSウイルス抗原／インフルエンザウイルス抗原／CRP	POcube	化学発光免疫測定法	6分	全血	東洋紡績
アデノウイルス抗原	BD Adeno エグザマン	イムノクロマト法（判定にリーダー使用）	11分	咽頭拭い液・鼻腔拭い液・鼻腔吸引液・角結膜拭い液	日本ベクトン・ディッキンソン
	アデノチェック	イムノクロマト法	10～15分	角結膜上皮細胞	参天製薬
	アデノテストAD	イムノクロマト法	15分	咽頭粘膜,角結膜	三菱化学メディエンス
	イムノエースアデノ	イムノクロマト法	3～8分	咽頭拭い液,鼻腔拭い液,鼻腔吸引液,角結膜拭い液	タウンズ／栄研化学
	イムノカードSTアデノウイルスⅡ	イムノクロマト法	10～15分	角結膜, 咽頭	テーエフビー
	イムノファインアデノ	イムノクロマト法	1～10分	咽頭粘膜上皮細胞	ニチレイバイオサイエンス
	エルナス アデノ	イムノクロマト法	10～15分	角結膜, 咽頭	テーエフビー
	キャピリア アデノアイ Neo	イムノクロマト法	3～15分	角結膜	わかもと製薬

第2章 検査項目別POCTの現状と展望

項目	試薬・機器名	測定原理	判定時間	検体種	販売会社
アデノウイルス抗原	クイックチェイサー Auto adeno	イムノクロマト法（判定にリーダー使用）	5～20分	咽頭粘膜上皮細胞，角結膜上皮細胞中	ミズホメディー
	クイックチェイサー Adeno 咽頭／角結膜	イムノクロマト法	7分	咽頭拭い液，角結膜拭い液	協和メデックス
	クイックチェイサー Adeno 咽頭／角結膜 Aタイプ	イムノクロマト法	7分	咽頭拭い液，角結膜拭い液	ミズホメディー
	クイックナビ アデノ	イムノクロマト法	8分	咽頭拭い液，角結膜拭い液，鼻腔拭い液，鼻腔吸引液	デンカ生研／大塚製薬
	クリアビュー アデノ	イムノクロマト法	3～8分	咽頭拭い液，角結膜拭い液	アリーアメディカル
	クリアビュー アデノ	イムノクロマト法	10分	鼻腔拭い液，角結膜	三和化学研究所
	スタットマーク アデノスティック	イムノクロマト法	10～15分	咽頭粘膜上皮細胞	カイノス
	チェック Ad	イムノクロマト法	10～15分	鼻咽頭検体	Meiji Seika ファルマ／アルフレッサファーマ
	ディップスティック"栄研"アデノ	イムノクロマト法	15分	糞便	栄研化学
	ブライトポック adeno	イムノクロマト法	10～15分	鼻腔拭い液	塩野義製薬
	プライムチェック アデノ	イムノクロマト法	10～15分	咽頭拭い液，角結膜拭い液，鼻腔拭い液	アルフレッサファーマ
	プライムチェック アデノ Sタイプ	イムノクロマト法	5～10分	咽頭拭い液，角結膜拭い液，鼻腔拭い液	アルフレッサファーマ
	ポクテム S アデノ	イムノクロマト法	10分	咽頭粘膜上皮細胞，角結膜上皮細胞	シスメックス
	ラピッドエスピー《アデノ》	イムノクロマト法	15分	咽頭粘膜上皮細胞	DSファーマバイオメディカル
	ラピッドテスタ hs アデノ	イムノクロマト法	10分	咽頭粘膜上皮細胞	積水メディカル
	富士ドライケム IMMUNO AG1 アデノウイルス抗原	銀増幅高感度イムノクロマト法／デンシトメトリー法	3.5～15分	咽頭拭い液，角結膜拭い液	富士フイルムメディカル

2-2 感染症の検査

項目	試薬・機器名	測定原理	判定時間	検体種	販売会社
アデノウイルス抗原／RSウイルス抗原	ラピッドテスタ RSV-アデノ	イムノクロマト法／デンシトメトリー法	10分	咽頭拭い液	積水メディカル／極東製薬工業
インフルエンザウイルス抗原	BD Flu エグザマン	イムノクロマト法（判定にリーダー使用）	15分	鼻腔拭い液, 鼻腔吸引液, 咽頭拭い液, 鼻汁鼻かみ液	日本ベクトン・ディッキンソン
	QuickVue ラピッド SP influ	イムノクロマト法	10分	鼻腔拭い液, 鼻腔吸引液, 咽頭拭い液, 鼻汁鼻かみ液	DSファーマバイオメディカル
	アイディライン インフルエンザ AB	イムノクロマト法	15分	鼻腔拭い液	特殊免疫研究所
	イムノエース Flu	イムノクロマト法	3〜8分	鼻腔拭い液, 鼻腔吸引液, 咽頭拭い液, 鼻汁鼻かみ液	タウンズ
	イムノエース Flu 60テスト（輸送用スワブ付）	イムノクロマト法	3〜8分	鼻腔拭い液, 咽頭拭い液	タウンズ
	イムノトラップ インフルエンザ A・B	イムノトラップ法（磁性粒子と磁力専用機器を使用）	1分	鼻腔拭い液, 鼻腔吸引液	和光純薬工業
	イムノファイン FLU	イムノクロマト法	1〜15分	鼻腔拭い液, 鼻腔吸引液, 咽頭拭い液, 鼻汁鼻かみ液	ニチレイバイオサイエンス
	エスプライン インフルエンザ A&B-N	酵素免疫測定	15分	鼻腔拭い液, 鼻腔吸引液, 咽頭拭い液, 鼻汁鼻かみ液	富士レビオ
	キャピリア Flu A + B	イムノクロマト法	15分	鼻腔拭い液, 鼻腔吸引液, 咽頭拭い液, 鼻汁鼻かみ液	タウンズ
	クイックチェイサー Auto FluA, B	イムノクロマト法／デンシトメトリー法	3.5〜15分	鼻腔拭い液	ミズホメディー
	クイックチェイサー Flu A, B（Hタイプ）	イムノクロマト法	10分	鼻腔拭い液, 鼻腔吸引液, 咽頭拭い液, 鼻汁鼻かみ液	ミズホメディー
	クイックチェイサー Flu A, B（Sタイプ）	イムノクロマト法	10分	鼻腔拭い液, 鼻腔吸引液, 咽頭拭い液, 鼻汁鼻かみ液	ミズホメディー／協和メデックス

第2章 検査項目別POCTの現状と展望

項目	試薬・機器名	測定原理	判定時間	検体種	販売会社
インフルエンザウイルス抗原	クイックチェイサー Flu A, B (Sタイプ/W)	イムノクロマト法	10分	鼻腔拭い液, 鼻腔吸引液, 咽頭拭い液, 鼻汁鼻かみ液	塩野義製薬
	クイックナビ-Flu	イムノクロマト法	8分	鼻腔拭い液, 鼻腔吸引液, 咽頭拭い液, 鼻汁鼻かみ液	デンカ生研／大塚製薬
	クリアビュー Influenza A/B	イムノクロマト法	15分	鼻腔拭い液, 鼻腔吸引液, 咽頭拭い液, 鼻汁鼻かみ液	富士製薬／三和化学／アリーアメディカル
	クリアビュー Influenza A/B	イムノクロマト法	8分	鼻腔拭い液, 鼻腔吸引液, 咽頭拭い液, 鼻汁鼻かみ液	アリーアメディカル
	クリアライン Influenza A/B/(H1N1) 2009	イムノクロマト法	8分	鼻腔拭い液, 鼻汁鼻かみ液	アリーアメディカル
	スタットマーク FLU スティック N	イムノクロマト法	1～10分	鼻腔拭い液, 鼻腔吸引液, 咽頭拭い液, 鼻汁鼻かみ液	カイノス
	スポットケム IL SL-4720	イムノクロマト法／デンシトメトリー法	5～15分	鼻腔拭い液, 鼻腔吸引液	アークレイ
	チェック Flu A・B	イムノクロマト法	15分	鼻腔拭い液, 鼻腔吸引液, 咽頭拭い液, 鼻汁鼻かみ液	アルフレッサファーマ
	デンシトメトリー分析装置 スポットケム IL SL-4720 スポットケム i-Line Flu AB	イムノクロマト法（判定にリーダー使用）	5～10分	鼻腔拭い液, 鼻腔吸引液, 咽頭拭い液	アークレイ
	ブライトポック Flu	イムノクロマト法	1～10分	鼻腔拭い液, 鼻腔吸引液, 咽頭拭い液, 鼻汁鼻かみ液	塩野義製薬
	プライムチェック Flu・RSV (Sタイプ)	イムノクロマト法	5～10分	鼻腔拭い液, 鼻腔吸引液	アルフレッサファーマ
	ブロラスト Flu	イムノクロマト法	10分	鼻腔拭い液, 鼻腔吸引液, 咽頭拭い液	三菱化学メディエンス

項目	試薬・機器名	測定原理	判定時間	検体種	販売会社
インフルエンザウイルス抗原	ポクテムSインフルエンザ	イムノクロマト法	8分	鼻腔拭い液, 鼻腔吸引液, 咽頭拭い液, 鼻汁鼻かみ液	シスメックス
	ラピッドテスタ FLU・NEO	イムノクロマト法	15分	鼻腔拭い液, 鼻腔吸引液, 咽頭拭い液, 鼻汁鼻かみ液	エーディア
	ラピッドテスタカラーFLUスティック	イムノクロマト法	2〜10分	鼻腔拭い液, 鼻腔吸引液, 咽頭拭い液, 鼻汁鼻かみ液	積水メディカル／杏林製薬
	富士ドライケム IMMUNO AG1 インフルエンザウイルス抗原A/B	イムノクロマト法／デンシトメトリー法	3.5〜15分	鼻腔拭い液	富士フイルムメディカル
インフルエンザウイルス抗原／RSウイルス抗原	クイックナビ-Flu+RSV	イムノクロマト法	8分	鼻腔拭い液, 鼻腔吸引液	デンカ生研／大塚製薬
	プライムチェック FLU・RSV	イムノクロマト法	5〜10分	鼻腔拭い液, 鼻腔吸引液	アルフレッサファーマ
	プライムチェック FLU・RSV（Sタイプ）	イムノクロマト法	5〜10分	鼻腔拭い液, 鼻腔吸引液	アルフレッサファーマ
インフルエンザウイルス抗原／RSウイルス抗原／CRP	POcube	化学発光免疫測定法	6分	全血	東洋紡績

第2章 検査項目別POCTの現状と展望

表7　呼吸器感染症（細菌）検査一覧

項目	試薬・機器名	測定原理	判定時間	検体種	販売会社
A群β溶血性連鎖球菌抗原	BD ベリタシステム StrepA	イムノクロマト法（判定にリーダー使用）	7分	咽頭拭い液	日本ベクトン・ディッキンソン
	BinaxNOW ストレップA	イムノクロマト法	5分	咽頭拭い液	アリーアメディカル
	イムノエース StrepA	イムノクロマト法	7分	咽頭拭い液	タウンズ
	イムノカードEX ストレップA	イムノクロマト法	5分	咽頭拭い液	テーエフビー
	イムノファイン ストレップA	イムノクロマト法	5分	咽頭拭い液	ニチレイバイオサイエンス
	エルナス ストレップA	イムノクロマト法	5分	咽頭拭い液	テーエフビー
	クイック チェイサー Auto Strep A	イムノクロマト法（判定にリーダー使用）	6〜11分	咽頭拭い液	ミズホメディー
	クイックチェイサー Dip StrepA	イムノクロマト法	5〜10分	咽頭拭い液	ミズホメディー
	クイックチェイサー StrepA	イムノクロマト法	3〜5分	咽頭拭い液	ミズホメディー
	クイックビュー DipstickStrepA	イムノクロマト法	5分	咽頭拭い液	DSファーマバイオメディカル
	クリアビューEZ ストレップA	イムノクロマト法	5分	咽頭拭い液	アリーアメディカル／関東化学／富士製薬／三和化学
	スタットチェック ストレップA-Ⅱ	イムノクロマト法	5分	咽頭拭い液	カイノス
	スタットマーク ストレップAⅡ	イムノクロマト法	5分	咽頭拭い液	カイノス
	ストレップA テストパック・プラス OBC	イムノクロマト法	5分	咽頭粘液	三和化学研究所／塩野義製薬
	スポットケム i-Line StrepA	イムノクロマト法	5〜10分	咽頭拭い液	アークレイ
	スポットケムIL SL-4720	イムノクロマト法／デンシトメトリー法	5〜15分	咽頭拭い液	アークレイ
	ディップスティック'栄研'ストレプトA	イムノクロマト法	5分	咽頭拭い液	栄研化学
	ラピッドテスタ ストレップA	イムノクロマト法	5分	咽頭拭い液	極東製薬工業
	ラピッドテスタ ストレップA	イムノクロマト法	5分	咽頭拭い液	積水メディカル

2-2 感染症の検査

項目	試薬・機器名	測定原理	判定時間	検体種	販売会社
A群β溶血性連鎖球菌抗原	富士ドライケム IMMUNO AG1 A群ベータ溶血連鎖球菌抗原	銀増幅高感度イムノクロマト法／デンシトメトリー法	35～15分	咽頭拭い液	富士フィルムメディカル
結核菌群核酸	リアルタイム濁度測定装置 LoopampEXIA	LAMP法	60分	喀痰	栄研化学
抗抗酸菌抗体	マイコドット	イムノクロマト法	20分	血清	和光純薬工業
肺炎球菌細胞壁抗原	ラピラン 肺炎球菌	イムノクロマト法	25分	喀痰, 上咽頭拭い, 中耳貯留液・耳漏	大塚製薬
肺炎球菌細胞壁抗原	ラピラン 肺炎球菌 HS	イムノクロマト法	25分	上咽頭（鼻咽腔）鼻汁中耳貯留液・耳漏	大塚製薬
肺炎球菌莢膜抗原	BinaxNOW 肺炎球菌	イムノクロマト法	15分	尿	アリーアメディカル
マイコプラズマ・ニューモニア抗原	プライムチェック マイコプラズマ抗原	イムノクロマト法	5～15分	咽頭拭い液	アルフレッサファーマ
マイコプラズマ・ニューモニア抗原	リボテスト マイコプラズマ	イムノクロマト法	15分	咽頭拭い液	テーエフビー／極東製薬工業
マイコプラズマ核酸	LoopAmp核酸菌群検出キット	LAMP法	60分	喀痰	栄研化学
マイコプラズマ抗体	イムノカード マイコプラズマ抗体	酵素免疫測定法	10分	血清・血漿	テーエフビー
マイコプラズマ抗体	セロディア-MYCO II	イムノクロマト法	3時間	血清	富士レビオ
レジオネラ・ニューモフィラ血清型1 LPS抗原	BinaxNOW レジオネラ	イムノクロマト法	15分	尿	アリーアメディカル
レジオネラ・ニューモフィラ血清型1 LPS抗原	Qライン極東レジオネラ	イムノクロマト法	15分	尿	極東製薬工業
レジオネラ核酸	リアルタイム濁度測定装置 LoopampEXIA	LAMP法	60分	喀痰	栄研化学
レジオネラ抗原（尿）	チェックレジオネラ	イムノクロマト法	15分	尿	アルフレッサファーマ

第 2 章　検査項目別 POCT の現状と展望

表 8　消化器感染症（ウイルス）検査一覧

項目	試薬・機器名	測定原理	判定時間	検体種	販売会社
HBs 抗体	エスプライン HBsAb-N	イムノクロマト法	15 分	血清	富士レビオ
	エスプライン HBsAg	イムノクロマト法	15 分	血清	富士レビオ
	クイックチェイサー HBsAg	イムノクロマト法	15 分	血清・血漿	ミズホメディー
	クイックチェイサー HBsAg	イムノクロマト法	15 分	血清・血漿	オーソ・クリニカル・ダイアグノスティックス
	クイックチェイサー HBsAb	イムノクロマト法	15 分	血清・血漿	ミズホメディー
	ダイナスクリーン HBsAg II	イムノクロマト法	15 分	血清・血漿	アリーアメディカル
	バイオクリット -HBs KA58501	イムノクロマト法	15 分	血清・血漿	エーディア
	バイオクリット - 抗 HBs KA58511	イムノクロマト法	15 分	血清・血漿	エーディア
HCV 抗体	クイックチェイサー HCVAb	イムノクロマト法	15 分	血清・血漿	オーソ・クリニカル・ダイアグノスティックス
アデノウイルス抗原／ロタウイルス抗原	BD Rota/Adeno エグザマン	イムノクロマト法	5 ～ 10 分	糞便	日本ベクトン・ディッキンソン
	ラピッドテスタ ロタ - アデノ	イムノクロマト法	5 ～ 10 分	糞便	積水メディカル
	ロタ - アデノ ドライ	ラテックス凝集法	5 ～ 10 分	糞便	積水メディカル
ノロウイルス抗原	GE テスト イムノクロマト・ノロ「ニッスイ」	イムノクロマト法	15 分	排出便	日水製薬
	イムノキャッチ ノロ	イムノクロマト法	15 分	糞便	栄研化学
	イムノキャッチ ノロ	イムノクロマト法	15 分	排出便	栄研化学
	クイックナビ ノロ	イムノクロマト法	15 分	排泄便, 浣腸便	デンカ生研／大塚製薬
	クイックナビ ノロ 2	イムノクロマト法	15 分	糞便	デンカ生研／大塚製薬
	クイックナビ ノロ	イムノクロマト法	15 ～ 20 分	糞便	デンカ生研
ヘリコバクター・ピロリ抗体	MR ウレア	ウレアーゼ法	10 分	糞便	極東製薬工業／アルフレッサファーマ

2-2 感染症の検査

項目	試薬・機器名	測定原理	判定時間	検体種	販売会社
ヘリコバクター・ピロリ抗体	MR ウレア S	ウレアーゼ法	10分	糞便	極東製薬工業／アルフレッサファーマ
	イムノカード ST HpSA	イムノクロマト法	7分	糞便	テーエフビー
	ピロリ ドライ	ラテックス凝集法	10分	糞便	積水メディカル
	ピロリテック テストキット	ウレアーゼ活性法	1時間	胃生検組織	エーディア
	ヘリコチェック	迅速ウレアーゼ法	2時間	胃, 十二指腸粘膜組織	大塚製薬
	ミニット リード ピロリ	イムノクロマト法	10分	糞便	ミズホメディー
ヘリコバクター・ピロリ抗原 IgG 抗体	イムノカード H.ピロリ抗体	酵素免疫測定法	5分	全血, 血清, 血漿	テーエフビー
ロタウイルス抗原	BD Rota/Adeno エグザマン スティック	イムノクロマト法	5〜10分	糞便	日本ベクトン・ディッキンソン
	アデノクロン E	酵素免疫測定法	20分	糞便	テーエフビー
	イムノカード SD ロタ・アデノ	イムノクロマト法	10〜20分	糞便	テーエフビー
	イムノカード ST ロタウイルス	イムノクロマト法	10分	糞便	テーエフビー
	ディップスティック '栄研' ロタ	イムノクロマト法	15分	糞便	栄研化学
	ディップスティック '栄研' アデノ	イムノクロマト法	15分	糞便	栄研化学
	ディップスティック '栄研' ロタ	イムノクロマト法	15分	糞便	栄研化学
	ラピッドエスピー (ロタ)	イムノクロマト法	10分	糞便	DS ファーマバイオメディカル
	ラピッドテスタ ロタ-アデノ	イムノクロマト法	10分	糞便	積水メディカル
	ロタ-アデノドライ	ラテックス免疫凝集	20分	糞便	積水メディカル
	ロタレックス ドライ	ラテックス凝集法	10分	糞便	積水メディカル
	ロタレックスドライ	ラテックス免疫凝集	5分	糞便	積水メディカル

第2章 検査項目別 POCT の現状と展望

項目	試薬・機器名	測定原理	判定時間	検体種	販売会社
ロタウイルス抗原／アデノウイルス抗原	BD Rota/Adeno エグザマン	イムノクロマト法	5〜10分	糞便	日本ベクトン・ディッキンソン
	ラピッドテスタ ロタ-アデノ	イムノクロマト法	5〜10分	糞便	積水メディカル
	ロタ-アデノ ドライ	ラテックス凝集法	5〜10分	糞便	積水メディカル

表9　消化器感染症(細菌)検査一覧

項目	試薬・機器名	測定原理	判定時間	検体種	販売会社
クロストリジウム・ディフィシル抗原	C. D. チェック・D-1	ラテックス免疫凝集	15分	糞便	塩野義製薬
	イムノカード C. ディフィシル	酵素免疫測定法	15分	糞便	テーエフビー
クロストリジウム・ディフィシルトキシン, A/B	C. DIFF QUIK CHEK コンプリート	イムノクロマト法	25分	糞便	アリーアメディカル
	X/Pect トキシン A/B	イムノクロマト法	20分	糞便	関東化学
	イムノカード CD トキシン A&B	酵素免疫測定	15分	糞便	テーエフビー
クロストリジウム・ディフィシル毒素	イムノカード CD トキシン A&B	酵素免疫測定法	20分	糞便	テーエフビー
クロストリジウム・ディフィシル抗原および毒素(トキシンAおよびトキシンB)	C. DIFF CHECK コンプリート	酵素免疫測定法, イムノクロマト法	20分	糞便	アリーアメディカル
大腸菌 O157 抗原	E. coli O157-AD	イムノクロマト法	7分	糞便	デンカ生研
	イムノカード ST E. coli O157	イムノクロマト法	10分	糞便	テーエフビー
	キャピリア O157	イムノクロマト法	15分	糞便	タウンズ
大腸菌ベロ毒素抗原	キャピリア VT	イムノクロマト法	15分	糞便	タウンズ

2-2 感染症の検査

表 10　STD 感染症検査一覧

項目	試薬・機器名	測定原理	判定時間	検体種	販売会社
HIV-1, 2抗原・抗体	エスプライン HIV Ag/Ab	イムノクロマト法	15分	血清・血漿	富士レビオ
HIV-1, 2抗体	ダイナスクリーン HIV 1/2	イムノクロマト法	15分	血清・血漿	アリーアメディカル
クラミジアトラコマチス抗原	クリアビュー クラミジア	イムノクロマト法	15分	女性：子宮頸管部拭い液、男性：初尿	極東製薬工業
	クリアビュー クラミジア	イムノクロマト法（80℃での抽出操作が必要）	女性：30分、男性：60分	女性：生殖器検体、男性：初尿	関東化学／アリーアメディカル／富士製薬
	ラピッドエスピー《クラミジア》	イムノクロマト法	10分	女性：子宮頸管部拭い液、男性：初尿	DSファーマバイオメディカル
梅毒トリポネーマ・パリダム抗体	TPクロマト（kw）	イムノクロマト法	15分	血清・血漿	日本ビーシージー製造
	エスプラインTP	イムノクロマト法	15分	血清・血漿	富士レビオ
	クイックチェイサー TPAb	イムノクロマト法	15分	血清・血漿	ミズホメディー／オーソ・クリニカル・ダイアグノスティックス／極東製薬工業
	ダイナスクリーン TPAb	イムノクロマト法	16分	全血、血清、血漿	アリーアメディカル
淋菌抗原	クリアビュー ゴノレア	イムノクロマト法	10分	子宮頸管擦過物、男性：尿道擦過物分	アリーアメディカル

表 11　その他感染症・敗血症検査一覧

項目	試薬・機器名	測定原理	判定時間	検体種	販売会社
単純ヘルペスウイルス抗原（角膜）	チェックメイトヘルペス アイ	イムノクロマト法	15分	角膜拭い液	わかもと製薬
カンジダ抗原	カンジテック	ラテックス凝集法	10分	血清	持田製薬
	ユニメディ「カンジダ」モノテスト	ラテックス凝集法	10分	血清	極東製薬工業
カンジダマンナン抗原	シカファンギテストカンジダ	ラテックス凝集法	10分	血清	関東化学

項目	試薬・機器名	測定原理	判定時間	検体種	販売会社
プロカルシトニン（敗血症）	ブラームス PCT-Q	イムノクロマト法	30分	血清，血漿	和光純薬工業

文献

1) 日本臨床検査自動化学会：POCTガイドライン第3版．日本臨床検査自動化学会会誌，38（suppl-1），2013
2) 山崎家春：迅速キットの応用範囲 〜適材適所を考える＝慎重派＝．医療と検査機器・試薬 35（4）：476-479，2012

参考文献

1) ステッドマン医学大辞典編集委員会：ステッドマン医学大辞典 改訂第6版，メジカルビュー，2008
2) 伊藤正男 他 編集：医学書院 医学大辞典 第2版，医学書院，2009

2-3 血液・凝固系の検査

日本臨床自動化学会 POC 技術委員会
フクダ電子株式会社 商事営業部　大戸 秀夫
ロシュ・ダイアグノスティックス株式会社 販売促進部　西沢 寛

共同執筆
フクダ電子株式会社 商事営業部　上野 亜樹
ロシュ・ダイアグノスティックス株式会社 LCM 部門　田中 秀明

　血液は全身の隅々を巡っており，さまざまな情報を与えてくれる貴重な情報源である。血液検査には，生化学検査，血液一般検査，凝固検査，免疫検査があるが，生化学検査に関しては次節で紹介する。

血液一般検査

　血液一般検査は，初診時に行うスクリーニング検査で，感染症やその他血液疾患の診断，治療における経過観察に用いられる。POCT 対応の小型血球計数装置(⇒巻頭 iii ページ参照)は採血管ラックや自動搬送装置には対応できないが，その分コンパクトに設計されており，診察室内に設置が可能である。前処理なく全血を自動吸引させ希釈，測定まで自動で行い 1 分程度の短時間で結果が表示される。血液基本 8 項目(WBC，RBC，PLT，Hb，Ht，MCV，MCH，MCHC)に加え，白血球の分類も測定可能な装置もあり，測定原理は検査室で使用される大型装置と同等の電気抵抗法が用いられ，再現性，相関性についても良好である。

　小型血球計数装置は，操作が簡便で医療従事者が誰でも測定できるところが利点であるが，測定時に留意すべき点もある。

　例えば，抗凝固薬を添加した血液検体は，時間が経過すると赤血球が沈降し，血球成分と血漿が分離してくる。この状態で測定をすると，赤血球系の項目が実際よりも高値を示す。これは，測定検体が十分混和されていない場合に，採血管下部に沈降した赤血球が多く含まれる部分を装置へ吸引した際にみられる現象である。POCT 対応機器には自動撹拌機能がないため，測定者が測定前にゆっくり転倒混和を行い，十分測定検体を混和する必要がある。測定前の検体

準備に関しては，添付文書に記載されている手順，もしくは各検査室で定められた手順で実施することが望ましい。

装置が小型化し，病院だけではなく開業医にも導入され，迅速な診断に役立っている。一方で，正しい検体の取り扱いや手技を守らなければ，誤った測定結果を臨床現場へ提出してしまう可能性もある。測定者には，装置の操作方法だけでなく，正しい検体の取り扱いや手技習得もあわせて，POCT対応機器の導入を進めていくことが求められる。

免疫検査

免疫検査の一つであるCRP（C反応性蛋白）も初期診療時によく採用される。WBCと同様に，感染症，炎症疾患を診断するうえで重要な検査項目であり，広く利用されている。CRPは肺炎球菌のC多糖体に沈降反応する血漿蛋白で，急性の組織損傷，感染症において血中に増加するため，急性期反応物質として知られている。WBCとCRPの2項目を同時かつ迅速に検査することは感染症，炎症疾患の診断および治療効果の判定に有用である。発熱は外来受診患者の訴えとして最も多いものの一つであり，発熱患者のリスクマネジメントとして，自然治癒するものと骨髄炎や肺炎などの重症の患者の鑑別を行うことが可能であり，適切な薬剤の選択および治療を実施することができる。

POCT対応機器としては小型CRP専用測定装置（⇒巻頭iiiページ参照）が販売されており，診察室内に血球計数装置の隣に並べて設置し，使用されている場合も見受けられる。

また，1台で血液基本8項目と白血球3分類，CRPを同時測定する装置もある。LC-667CRP（堀場製作所，⇒巻頭iiiページ参照）は微量（$18\mu L$）の全血でWBCとCRPの同時測定が可能である。短時間（4分）で測定できるため，小児および高齢者をはじめとする急性炎症疾患の初期診療現場において有用な装置である。

凝固検査

凝固系検査にはPT（プロトンビン時間），APTT（活性化部分トロンボプラスチン時間），フィブリノーゲン，Dダイマーなどがある。PT，APTT，フィ

ブリノーゲンは主に止血機能異常のスクリーニングに用いられ，Dダイマーは DVT（深部静脈血栓症）の除外診断や DIC（播種性血管内凝固症候群）の診断などに用いられる。凝固系検査で POCT 対応の項目としては PT が著名であり，主にワルファリンなどの抗凝固薬のコントロールを目的として用いられている。PT は試薬により検査値にばらつきがあるため，試薬・ロットごとにつけられた，国際標準トロンボプラスチン試薬を基準とした ISI（International Sensitivity Index）で補正した単位 PT-INR（International Normalized Ratio）で報告するように WHO で提唱されている。

$$INR = \left(\frac{患者血漿のPT(秒)}{正常血漿のPT(秒)}\right)^{ISI}$$

PT は検査室にある凝固測定装置で測定が可能であるが，検査室がない医院・クリニックなどでは外注に頼らずに迅速な測定ができる POCT 対応機器が活用されている。

わが国における POCT 対応の PT 測定装置としてはコアグチェック XS（ロシュ・ダイアグノスティックス）と INRatio2（アリーア・メディカル）がある（⇒巻頭 iv ページ参照）。両装置とも長さ 15cm 程度の小型機器であり，装置間差は少なく，クエン酸ナトリウム添加血漿で測定する中央検査室の装置との相関も良好である。使用方法は簡便であり，電源を入れ，テストストリップを挿入，指先を穿刺，テストストリップに直接血液を滴下することで，約 1 分後に PT の INR，活性％，秒数を得ることができる。患者の傍らでの測定が可能であり，ワルファリン投薬患者を待たせることなく結果の報告，投薬量の調整をすることができる。また，歯科領域においては，抗血栓療法患者に対する抜歯などの外科的治療時は出血に対する不安のため休薬が主であったが，現在では継続的な投薬が望ましいとされており，POCT 対応機器にてワルファリン投薬による出血リスクをモニタニングすることにより，歯科領域においてもより安全な治療が期待できる。

血液検査は症例を問わず状況を把握するための重要な検査であり，患者の傍らですぐに検査ができる POCT 対応機器を活用することで，患者の状態を迅速に把握でき，その場で診察・治療に役立てることが期待できる。

2-4 卓上型と携帯型の多項目生化学検査

日本臨床自動化学会 POC 技術委員会
岡崎市民病院 情報管理室　山田 修

はじめに

　POCT を必要とする医療現場においては，日常の通常診療の場と変わりなく，できるだけ多くの患者指標を必要としている。POCT の実践範囲が広がるにつれて，この傾向は大きくなっており，かつては少ない項目で対応できていた現場も，POCT の広がりにあわせて徐々に多くの項目が望まれるようになってきた。各企業もこうした要望に応え，装置開発を行っている。ここでは，「卓上型と携帯型の多項目生化学検査」と題し，主に POCT で使用される多項目生化学検査装置について述べる。

とりまく環境

　一般的に，検査装置といえば，検査室における大型の汎用分析装置のような機器が思い浮かぶ。しかし，昨今の POCT 対応機器は，外見や大きさなどがこうした機器と著しく異なっている。また，各機器の開発経緯も，大型装置の小型化や独自技術の導入，簡易測定の自動化など，さまざまである。このように POCT 対応の多項目生化学検査装置を一概に分類することは難しいが，ここでは単純に「卓上型」と「携帯型」として示す。
　患者の近くで検査を実施することで即座に得られたデータは，患者の状態をより正しく反映したものとなる。医療従事者は，このデータに基づくことで，迅速かつ妥当性のある診断・治療を行うことができる。つまり，その場で結果が得られることが POCT のメリットであり，POCT 対応機器はさまざまな場所で使用されるようになった。また，近年の企業努力による技術進歩で，POCT 対応機器の種類や対応する検査項目も年々増加し，活躍の場を広げている。しかし，機器や試薬がさまざまな場所で使用されることによって，多くの影響因子，特に環境温度や湿度といった課題が指摘されるようになった。つまり，機

器の特性と影響因子との関係を正しく理解しなければ，せっかくのPOCTも誤った結果を招くことになってしまう。各企業では，こうした影響因子をできるだけ排除しつつ正確なデータを提供すべく開発がなされ，多くの機器が提供されている。利用者はこれら多くの機器や試薬のなかから，使用目的や環境にあわせて最適な結果提供が可能な機材を選択する必要に迫られている。

「卓上型」「携帯型」の特徴

　「卓上型」「携帯型」のどちらにおいても，対応する検査項目について各社でラインアップが異なっている。特に携帯型では，測定できる項目が限定的になっている傾向がある。測定可能な代表項目としては，血清アルブミン，クレアチニン，グルコース，HbA1c，総コレステロール，HDLコレステロール，尿酸などがある。測定開始時に必要な検査項目を指定する機器もあるが，肝機能，腎機能，痛風のように検査対象とすべき身体機能や疾患群を限定することで，必要な検査項目をキット化している機器が多いことも特徴である。逆に操作者は，こうしたキットをうまく利用することで幅広い患者に対応することができる。

　卓上型装置に採用される測定法は，主に「液体法」と「ドライケミストリ法」に分けられる。液体法では，「ビオリス」（東京貿易機械），「メタボライザー」（日立化成），「スポットケムTMバナリスト」（アークレイ，⇒巻頭ivページ参照），「DCAバンテージ」（シーメンス）などがある。ドライケミストリ法では，「スポットケム」（アークレイ），「レフロトロンプラス」（ロシュ），「Piccolo」（ABAXIS），「富士ドライケム」（富士フイルム，⇒巻頭ivページ参照）などがある。

　試薬の形態は各社で異なるが，ほとんどがディスポーザブルで，装置とあわせたクローズドシステムになっている。多くの装置ではカートリッジ試薬を採用することで，小型軽量化，メンテナンス性の向上を図っている。カートリッジ化された試薬容器の仕様は各社さまざまであり，使用環境などの変動因子の影響を排除するよう考慮しつつ，測定項目種などが設定されている。また，カートリッジ試薬のなかには，反応〜測定〜検出までがカートリッジ内で処理され，廃棄物が少なくなるような工夫がされた機種もある。データ保証については，測定項目ごとの検量線と，製造ロットごとの補正係数が設定されることで，ほとんどの場合，キャリブレーションなしでデータを得ることができるように

なっている。

　よくみられる使用現場としては，中央検査室から離れたサテライト検査室や救急外来，手術室などがある。場所を要しない，コンパクトといった設置環境面から選択されるケースが多いように思われる。

　携帯型装置は卓上型よりも機種は少なくなり，電極法の「アイ・スタット1-C」（扶桑薬品工業，⇒巻頭ivページ参照），ドライケミストリ法の「BBx」（シスメックス）などが代表機器となる。

　どちらのタイプもほとんどの機種で試薬はカートリッジ化されている。試薬カートリッジは，卓上型とほぼ同様に，カートリッジ内にセンサ，校正液，流路が内蔵されてディスポーザブルにし，測定と同時にメンテナンスを実施する。たえず流路内がメンテナンスされた状態での測定を実現し，かつ，廃棄物の削減やメンテナンス性の向上を図っている。つまり，毎回カートリッジが入れ替わることで，検体の状態を含めコンディションの良い測定が実現できていると考える。

　手術室や救急現場など，特に可搬性が要求される現場での利用が多くみられるが，卓上型と同様に固定した場所での利用もみられる。機器の操作性や管理面での手軽さなどが重要視される部署で選択されるケースが多いように思われる。

　卓上型と携帯型ともに，ここで扱う機器の多くは，測定に関する主な変動要因を試薬側に有する。つまり，カートリッジ試薬タイプの機器に関しては本体とカートリッジの組み合わせで測定するため，その精度保証のためには変動要因を持つカートリッジのロット管理が必要となる。測定がディスポーザブルのために再現性を担保することはできないが，ロット管理をすることでロット間格差を確認し，そのロットを保証することで精度を保証したと判断できる。臨床検査技師を中心としたPOCコーディネータがこうした業務を担い精度管理をすることで，これらの機器を用いたPOCTが院内の正式な検査として認知されてゆくものと考える。

測定のための検体準備

　POCTにおいては手技の簡便さと省メンテナンスが要求され，特に検体準備は，データの信頼性に加えて迅速性の実現においても大きな要素を占める。つ

まり，いかに手早く目的とする測定材料を入手して測定を開始するかも，これらの機器における運用の要となる。理想的なPOCTの実現に向けては，通常の検体処理では測定までの手技が煩雑になり，全血検体での測定が望ましいと考える。こうした条件に対し，一部の卓上型や携帯型の多くの機器では，測定機構のなかに検体分離機能を盛り込んで全血検体からの測定を可能にし，迅速性と省メンテナンスを実現している。

▶現状の課題

まず，機器の面では，卓上型にせよ携帯型にせよ，現在使われているPOCT対応の多項目生化学分析装置の多くは，環境因子の影響をすべて排除するような構造を持ち合わせていないと考える。加えて，試薬カートリッジについても，保管や使用期限など厳密な管理が必要であり，臨床検査室とは異なる注意と管理体制が必要である。測定時の気温やカートリッジの温度，保管場所の湿度，測定場所の振動や日照による温度変化など，注意すべき点は多々ある。正しい利用のために，こうした注意点を明確にして，各機器の特性を理解して使用する必要がある。

次に，運用面では，測定項目が限られているがゆえに，一人の患者に対して複数の機器を使い分ける必要も発生している。これによって，測定に関わる煩雑さに加え，測定データの管理といった手間が増えている。こうした煩雑さを統合し，POCTの要素である手軽さを実現することが大きな課題と考える。

▶携帯型，可搬型多項目生化学分析装置の今後

POCT対応の多項目生化学分析装置は，測定機能を中心に小型化が進んできた。そのため，結果の印刷と保存やデータ連携などの機能は後回しにされてきた感がある。しかし，近年のIT技術の進歩を背景にさらなる小型化が進むとともに，外部通信やデータ管理機能の充実など，新たな機能を盛り込んだ機種が登場し始めている。これによって，データの出力や結果保管が容易になり，従来から問題であった機器の精度管理やデータ保存などの課題が解決されていくことであろう。POCコーディネータの協力のもとにこうした機器が導入されていくことで，臨床検査室と遜色がないような検査体制の構築がなされれば，

これら多項目生化学分析装置の活用はPOCTの充実と拡大にさらに貢献できるものと考える。

参考文献

1) 福田篤久, 山田修 他：特集(2)：第44回POCセミナー POCT対応機器の特性を知る－お茶室でPOCTはできるか－. 医療と検査機器・試薬, 36 (3)：303-328, 2013

2-5 尿検査

日本臨床検査自動化学会 POC 技術委員会
慶應義塾大学医学部 臨床検査医学　菊池 春人
シーメンスヘルスケア・ダイアグノスティクス株式会社 POC 事業部 POC 検査グループ　渡辺 浩
栄研化学株式会社 経営戦略室 経営企画部　小林 隆

はじめに

　POCTとして最も古く，かつ最も普及しているのが尿検査といえるであろう。紀元前よりバビロン人，サマリア人が尿の物理的性状を病気と関連づけ，インドの医師は糖尿病患者の尿にはアリが集まることを発見し，ギリシャの医聖ヒポクラテスは尿検査の重要性をしばしば『箴言』のなかで指摘している。中世にはコルベン型の尿コップが医師の象徴とされていた。尿の色，泡立ち，臭い，濁り，ときには味までみていたことが記録されている。現在，尿を検体とする検査はいろいろな領域にまたがっているが，感染症関連の項目については別項とされており，本節では主に尿試験紙検査について述べる。

尿試験紙検査

　1956年にAlfred H. Freeらが尿中ブドウ糖検査用試験紙を開発してから，その後，ほかの項目の開発が急速に早まり，また普及した。現在では，試験紙で測定可能な尿検査は13項目（ブドウ糖，蛋白質，潜血，ウロビリノーゲン，ビリルビン，ケトン体，白血球反応，亜硝酸塩，pH，比重，アルブミン，クレアチニン，尿中塩分）となり，基本的なスクリーニング検査として，学童検診から入院時の基本的検査まで幅広く活用されている。また近年では，電源がなくても使用できることから，災害医療の現場で活用されることも経験した。各社が販売している尿試験紙製品を**表1**に示す。

第2章 検査項目別 POCT の現状と展望

表1 尿試験紙一覧

販社	製品名	ブドウ糖	蛋白質	pH	ウロビリノーゲン	潜血	ビリルビン	ケトン体	亜硝酸塩	比重	白血球	クレアチニン	アルブミン
アークレイマーケティング	オーションスティックス 10PA	○	○	○	○	○	○	○	○	○	○	○	
	オーションスティックス 10EA	○	○	○	○	○	○	○	○	○	○		
	オーションスクリーン マイクロアルブミン／クレアチニン											○	○
栄研化学	ウロペーパー栄研Ⅲ 12	○	○	○	○	○	○	○	○	○	○	○	○
	ウロペーパー栄研Ⅲ 9S	○	○	○	○	○	○	○	○	○			
	ウロペーパー栄研Ⅲ 8	○	○	○	○	○	○	○	○				
協和メデックス	ウロピースS 9L	○	○	○	○	○	○	○	○		○		
	ウロピースS 8	○	○	○	○	○	○	○	○				
	ウロピースS 7L	○	○	○		○	○	○			○		
三和化学研究所	U-テストビジュアル 5	○	○	○	○	○							
	U-テストビジュアル 7	○	○	○	○	○	○	○					
	U-テストビジュアル 10	○	○	○	○	○	○	○	○	○	○		
シーメンスヘルスケア・ダイアグノスティクス	マルティスティックス PRO10LS	○	○	○	○	○	○	○	○	○	○		
	N-マルティスティックス SG-L	○	○	○	○	○	○	○	○	○	○		
	クリニテック ミクロアルブ・クレアチニンテスト											○	○
テルモ	ウリエース MN	○	○	○	○	○	○	○					
	ウリエース M	○	○	○	○	○	○	○					
	ウリエース Tf	○	○	○		○		○					
和光純薬工業	プレテスト マルチⅡ	○	○	○	○	○	○	○	○		○		
	プレテスト 10sⅡ	○	○	○	○	○	○	○	○	○	○		
	プレテスト 10Ⅱ	○	○	○	○	○	○	○	○	○	○		

※販社は50音順で並べた。
※製品名は多種にわたるので各社3製品ずつ掲載した。

　Dip and Read 方式の尿試験紙はその簡便さから広く普及しているが，簡便さゆえ測定現場には臨床検査技師が関わらないことが多い。尿試験紙が湿気に弱いことは臨床検査技師には常識であるが，しばしば試験紙ボトルの蓋を開け

たまま放置したために変色した試験紙を使用している場面に遭遇することがある。当然，変色，劣化した試験紙では正しい結果が得られないので，特に注意が必要である。また，試験紙には使用期限があるが，使用期限を過ぎたものを使用しているのに，正しい結果が得られないとの苦情を受けることもある。尿試験紙検査に関連する標準的な手順，注意点については日本臨床検査標準協議会(JCCLS)が2001年に提案指針を示している[1]。少し以前のものにはなるが，現在でも参考になる部分が多い。

尿検体は新鮮尿を用いることが原則である。放置により影響を受ける項目があることを知っておく必要がある(表2)。

また試験紙には，その反応原理(表3)に起因する偽陰性，偽陽性があることも理解しておかなければならない。アルコルビン酸(ビタミンC)による，ブドウ糖，潜血の偽陰性はよく知られている。また，薬剤によるビリルビンやケトン体の偽陽性にはしばしば遭遇する。試験紙に偽陰性，偽陽性を起こす代表的な薬剤などを表4に示す。

尿検体は飲水，飲食，発汗などの状況により濃縮尿，希釈尿を呈する。濃縮尿，希釈尿では蛋白質，アルブミンを正しく判定できないことにより，濃縮，希釈の影響を回避するためにクレアチニン補正を行う試験紙も販売されている。これらの試験紙ではクレアチニン補正した蛋白質／クレアチニン比，アルブミン／クレアチニン

表2 尿検体の放置による影響

項目	放置による変化
ブドウ糖	分解と細菌増殖による減少
蛋白質	おおむね影響なし
潜血	おおむね影響なし(沈渣では破壊により減少)
ウロビリノーゲン	酸化による減少
ビリルビン	酸化による減少
ケトン体	揮発による減少
白血球	おおむね影響なし(沈渣では破壊により減少)
亜硝酸塩	還元促進による減少
pH	細菌増殖によるアルカリ性化
比重	おおむね影響なし
アルブミン	おおむね影響なし
クレアチニン	おおむね影響なし
尿中塩分	おおむね影響なし

第2章 検査項目別POCTの現状と展望

表3 尿試験紙の反応原理

項目	反応原理
ブドウ糖	グルコースオキシダーゼ・ペルオキシダーゼ・クロモーゲン反応
蛋白質	指示薬の蛋白誤差反応
潜血	ヘモグロビンのペルオキシダーゼ作用
ウロビリノーゲン	Ehrlich反応の応用
	ジアゾカップリング反応
ビリルビン	ジアゾカップリング反応
ケトン体	ランゲ反応の応用
白血球	エステラーゼ活性検出反応
亜硝酸塩	Griess反応
pH	複合指示薬法
比重	高分子電解質共重合体のpKa値変化
	陽イオンによるメタクロマジー法
アルブミン	指示薬の蛋白誤差反応
	色素結合法
クレアチニン	クレアチニンと銅との複合体のペルオキシダーゼ様反応
	Benedict-Behre法
	キレート競合法
尿中塩分	硝酸銀を用いた沈殿滴定法

表4 尿試験紙に偽陰性／偽陽性を起こす薬剤など

項目	偽陰性	偽陽性
ブドウ糖	アスコルビン酸	
蛋白質		高度に緩衝化されたアルカリ尿
潜血	アスコルビン酸	
ウロビリノーゲン		p-アミノサリチル酸
ビリルビン		エトドラク
ケトン体		メスナ，カプトプリル
白血球	高濃度のブドウ糖	
亜硝酸塩	アスコルビン酸	
pH		
比重	高度に緩衝化されたアルカリ尿	
アルブミン		高濃度のヘモグロビン，ミオグロビン
クレアチニン		シメチジン
尿中塩分	アスコルビン酸*	

*アスコルビン酸多量で変色により判定不良。

比として報告される。

　近年各社から発売されたアルブミン，クレアチニン測定の試験紙は，その比により糖尿病腎症の早期発見，診療の指標として重要な位置づけとなっている。特にCKD診療ガイド2012[2]において，CKD（Chronic Kidney Disease：慢性腎臓病）の重症度の分類は原因疾患（Cause：糖尿病か高血圧かなど），GFR（糸球体濾過量），アルブミン尿（Albuminuria）によるCGA分類で評価するようになり，このときのアルブミン尿はクレアチニンで補正したg/gCr（尿蛋白/Cr比）で評価することが推奨されている。

　現在では，尿試験紙を自動判定できるPOCT対応機器も販売されている（**表5**）。機器測定では個人差の少ない，客観的な結果を得ることができるとされている。しかし，機器の管理が十分でないと，正しい結果が得られないことを知っておかなければならない。

　尿試験紙の表示値についての標準化は，2004年にJCCLSより「『尿試験紙検査法』JCCLS提案指針 GP3-P1（追補版）尿蛋白，尿ブドウ糖，尿潜血試験部分表示の統一化」が提示され[3]，各試験紙の+1の部分の統一化がなされた。したがって，わが国において使用される基本三項目の+1は標準化されている。しかしながら，それ以上の半定量値やその他の項目に関しては各試験紙ごとの各ランクに対応する定量値が異なっており，異なった試験紙を院内で使用する場合は注意が必要であり，統一することが望まれる。なお，尿潜血については血尿診断ガイドライン2013[4]が発刊されているので，参考とされたい。本ガイドラインは日本腎臓学会，日本泌尿器科学会，日本小児腎臓病学会，日本臨

表5　尿試験紙を自動判定できるPOCT対応機器

販社	製品名
アークレイマーケティング	オーションイレブン AE-4020
	ポケットケム UA PU-4010
栄研化学	US-2200
	US-1000
協和メデックス	UR-S600
三和化学研究所	ビジュアルリーダー
シーメンスヘルスケア・ダイアグノスティクス	クリニテック アドバンタス
	クリニテック ステータス プラス
和光純薬工業	プレテスター RM-805

※製品は2013年11月現在販売中のものとした。

床検査医学会，日本臨床衛生検査技師会，日本医師会から委員が参画しまとめたものである．

　POCコーディネータには，検査室外で行われている尿試験紙検査の総合的な成績管理を行うことを期待する．使用している試験紙は使用期限内のものであるか，試験紙は変色していないか．精度管理を行って，期待どおりの結果が出せているか．このような点を確認できる仕組みを作成していただきたい．また，偽陽性，偽陰性を含めた尿試験紙の限界を熟知し，使用者への教育を行っていただきたい．さらには，機器使用の場合，機器管理を含めた成績管理を行っていただきたい．

　なお最近，尿中有形成分分析(尿沈渣検査)についても小型の分析装置が販売されてきており，一部クリニックに導入されPOCTとして行われるようになってきているが，まだ分析精度が十分でなく，広く普及するにはさらなる改善が必要と思われる．

おわりに

　尿検体は全身状態を表す優良な検体といえる．また通常，非侵襲で大量かつ繰り返し採取が可能である．現在では尿中一般検査以外に薬物検査にも尿検体が活用されている．また，多種のバイオマーカーの存在が確認されており，今後POCTとして尿検査の可能性が広がるものと期待される．

文献
1) JCCLS尿試験紙検討委員会：「尿試験紙検査法」JCCLS提案指針．日本臨床検査標準協議会会誌，16：33-55，2001
2) 日本腎臓学会編：CKD診療ガイド2012，2012，東京医学社
3) JCCLS尿検査標準化委員会・尿試験紙検討委員会(作業部会)：「尿試験紙検査法」JCCLS提案指針(追補版)，日本臨床検査標準協議会会誌，19：53-65，2004
4) 血尿診断ガイドライン編集委員会編：血尿診断ガイドライン2013，2013，ライフサイエンス出版

2-6 薬物毒物検査

日本臨床検査自動化学会 POC 技術委員会
岸和田徳洲会病院 臨床検査科　櫛引 健一

はじめに

　臨床検査領域における薬毒物検査，特に救命救急領域で実施されるそれは，その性格上，薬毒物の種類や量など不明瞭な点が多く，希薄な情報量のなかから判断するには困難な場合が多い。一般病院検査室の立場から考えれば，血液や尿から中毒起因物質を正確に特定することは現実的には難しく，中毒起因物質が混在している可能性がある現物そのものを試料として検査することが理想的である。しかし，この理想的な試料が入手できたとしても，その分析に時間を費やしていたのでは患者にとって不幸な結果を招くこともある。言うまでもなく，適切な治療は一刻も早く開始しなければならない。これらの薬毒物から患者を救う第一のアプローチは，いかに早く中毒起因物質を特定し，臨床現場にその情報を提供できるかにある。また，このような立場で行う薬毒物検査は，事件解明のための検査ではなく，あくまでも患者救命のための検査でなくてはならず，臨床現場に直結する情報の提供が必須である。要するに，この目的を満たすことが可能であれば，時間のかかる定量試験より迅速に行える定性試験の重要性が高く，陽性・陰性のいずれの結果にせよ臨床現場にとって有力な情報になることに疑いはない[1〜3]。

病院検査室で行う薬毒物検査の目的

　臨床化学系分析機の目覚ましい進歩やイムノアッセイの普及により，数多くのキットが開発，販売されるようになったため，少量の検査試料で多くの薬毒物の迅速検査が可能となった。薬毒物迅速検査法の選択は，使用できる検査試料の形態や量，検査試料中の薬毒物の量によって左右されるが，病院検査室で所有している設備や器具などにも大きく影響されるため，各施設で高価な分析機器を必要とせず，日常使用している機器や器具による対応可能な迅速検査法

を選択し，準備しておくべきである[4]。

　薬毒物POCT検査の主たる場は救命救急センターであり，薬物中毒患者の多くは通常の外来ではなく救急外来に夜間搬入され，かつ意識レベルの低下した患者が多いため，POCTが非常に有用であるといえる。

　検査室における薬毒物検査は，

① 化学反応，物理反応などを利用した簡易検査
② 抗原抗体反応を利用した簡易検査
③ 機器分析による精密検査

の3つに分類される。③の機器分析は，薬物の同定も可能なゴールドスタンダードではあるが，POCTとしての薬毒物検査の範疇には入らないため，本稿では省略する。

優先的に整備を進めるべき薬毒物検査の項目

　わが国において，医療機関を受診する化学物質による中毒患者は，年間数十万人に達しており一次救急患者の1～2%を占め，このうち5万人程度が入院加療しており，これは救命救急センターでの収容数の4～8%になる。また，中毒死亡例は全国で年間数千人とされており，1999年日本中毒学会分析のあり方検討委員会は，

① 死亡例の多い中毒
② 分析が治療に直結する中毒
③ 臨床医から分析依頼の多い中毒

の観点から15項目の中毒起因物質（提言15項目，**表1**）を選定し，各医療機関での分析を呼びかけた[5]。

　医療現場で遭遇する可能性のある薬毒物のうち，簡易検査が可能な物質については，中毒学会のホームページに掲載されている，「分析が有用な中毒起因物質の実用的分析法」（http://jsct.umin.jp/page024.html）に詳細な記載がある。

　各医療機関でこの提言15項目の測定が可能となると，相当数の薬毒物中毒

表1 日本中毒学会提言15項目

1. メタノール	9. 有機リン系農薬
2. バルビタール系薬物	10. カーバメイト系農薬
3. ベンゾジアゼピン系化合物	11. グルホシネート
4. ブロモバレリル尿素	12. パラコート
5. 三,四環系抗うつ薬	13. ヒ素化合物
6. アセトアミノフェン	14. 青酸化合物
7. サリチル酸	15. メタンフェタミン
8. テオフィリン	

死が減少すると推測されている。なお，分析手順や注意点などの詳細については広島大学大学院医歯薬学総合研究科法医学 屋敷幹雄先生監修『中毒治療に役立つ迅速検査法』または『薬毒物の簡易検査法 ―呈色反応を中心として』(じほう)を参考にしていただきたい。

POCTとしての薬毒物検査

薬毒物の簡易検査法をまとめると**表2**のようになる(一部，汎用分析装置を使用する検査試薬も表中では簡易分析法として記載している)。

ここでは簡易分析法のなかで，市販キットとして販売されているものを紹介する。

- **北川式ガス検知管**

  検知管とガス採取器で構成されている。光明理化学工業から発売されている検知管はガス，約200種類に対応している。

- **有機リン系農薬検出キット**

  農薬が検出可能なキットは数社から発売されているが，その多くは食品などの残留農薬の測定キットであり，生体試料が測定可能なキットは関東化学から発売されているキット以外には渉猟した範囲では見当たらなかった。同社からは有機リン系農薬検出キット以外にも，アセトアミノフェン検出キット，アジ化ナトリウム簡易検出キット，シアンイオンテスト，ヒ素イオンテスト，マルキス試薬，シモン試薬が発売されている。

表2　各種薬物を検出可能な簡易分析法

薬物名	簡易分析法
グルホシネート	ペーパークロマトグラフィー法
三,四環系抗うつ剤	イムノアッセイ法（Triage）
ブロムワレリル尿素	呈色反応
アセトアミノフェン	呈色反応
有機リン系農薬	有機リン系農薬検出キット
	薄層クロマトグラフィー法
カーバメイト系農薬	血清コリンエステラーゼ活性値
	薄層クロマトグラフィー法
パラコート	呈色反応
バルビタール系薬物	イムノアッセイ法（Triage）
	汎用自動分析機器（フェノバルビタール）
ベンゾジアゼピン系化合物	イムノアッセイ法（Triage）
メタンフェタミン	イムノアッセイ法（Triage）
	薄層クロマトグラフィー法
メタノール	重クロム酸反応
青酸化合物	ピリジン・ピラゾロン反応
	北川式ガス検知管
ヒ素化合物	グトツァイト法
	ラインシュ法

● **イムノアッセイ法**

体外診断用医薬品として国内で認可されているキットは「トライエージ DOA」（アリーア メディカル・シスメックス）のみであるが，研究用試薬として知られるキットを**表3**に示す。多くは尿を検体としているが，一部唾液や汗でも使用できるキットが存在する。薬物は低分子であるため，ハプテンの測定系である競合反応を利用したイムノアッセイが行われている。このため，多くのキットでは陽性の場合ラインが消失する形で結果が表示される。しかし，トライエージ DOA は ASMIA 法という原理を用いているため，陽性の場合にバンドが出現する。

これら簡易分析法は特別な装置が不要で，一般病院の検査室や救急医療の現場でも実施可能であるが，感度，特異度にばらつきがあり，干渉物資がさまざまに存在するうえ，交差反応も存在するため，結果の解釈には注意が必要である。

2-6 薬物毒物検査

表3 各種薬物を検出可能なイムノアッセイキット（⇒巻頭 v ページ参照）

区分	体外診断用医薬品	研究用試薬	研究用試薬	研究用試薬	研究用試薬	研究用試薬	研究用試薬	研究用試薬
製品名	トライエージDOA	モニテクト	オラテクト（プラス）	Fastect II	アキュサインDOAシリーズ	SureStep MDMA	InstantView	ユトラップMET
製造元	バイオサイト	ブラナンメディカル	ブラナンメディカル	ブラナンメディカル	プリンストンバイオメディテック	プリンストンバイオメディテック	CLIAwaived	ASAN PHARM
販売元	シスメックス	ベリタス	ベリタス	ベリタス	関東化学	関東化学	TFB	三菱化学メディエンス
梱包単位	25または10	10（9項目）、25（3項目）	25	50	10、35	35	25	50
有効期間	24カ月	12カ月	16カ月	12カ月	外箱に記載	外箱に記載	18カ月	18カ月
測定原理	ASMIA法	イムノクロマト法	イムノクロマト法	イムノクロマト法	イムノクロマト法	イムノクロマト法	イムノクロマト法	イムノクロマト法
測定時間	11分	5分	5分	5分	3〜10分	5〜10分	5〜7分	5〜7分
測定項目数	8	3、9	6	単項目（12種類）	1	1	6	1
測定項目	ベンゾジアゼピン類、バルビツール酸類、三環系抗うつ剤、覚せい剤（アンフェタミン、メタンフェタミン）、オピオイド類（モルヒネ、ヘロイン、アヘンなど）、コカイン系麻薬、大麻、フェンシクリジン類	メタンフェタミン、アンフェタミン、大麻、フェンシクリジン、ベンゾジアゼピン、コカイン、オピオイド、バルビツレート、三環系抗うつ剤。尿中クレアチニン、pH、酸化剤、亜硝酸塩混入確認試験つき	アンフェタミン、メタンフェタミン、ベンゾジアゼピン、マリファナ、コカイン、フェンシクリジン（ベンゾジアゼピン）。アルコールも同時検出可能ですべて唾液中	アンフェタミン、バルビツレート、ベンゾジアゼピン、コカイン、エクスタシー、マリファナ、メサドン、メタンフェタミン、オピオイド、オキシコドン、フェンシクリジン、三環系抗うつ剤	メタンフェタミン、アンフェタミン、大麻、モルヒネ、コカイン、バルビツール、ベンゾジアゼピン、三環系抗うつ剤、フェンシクリジン、メサドン	MDMA	THC、COC、METH、TCA、BZO、BAR	MET
特徴	陽性でラインが出現	陽性でラインが消失	陽性でラインが消失。他キットより感度高い	陽性でラインが消失。カスタム対応可能	陽性でラインが消失	陽性でラインが消失	陽性でラインが消失	陽性でラインが消失

▶ 補足：血清浸透圧による中毒物質の濃度推測

　中毒起因物質（単一物質による中毒）は判明しているにもかかわらず，その濃度がまったく不明の場合，その中毒起因物質の分子量と血清浸透圧からおおよその濃度を求める方法がある．この方法による濃度推測は，エチレングリコールやエタノール，アセトンなどの分子量が比較的小さいものに限られている（その理論や詳細については，ここでは割愛する）．

　アルコール（エタノール）濃度を自動分析機で測定している傍ら，この浸透圧より求めたアルコール濃度と比較しているが，おおむね良好な相関を示す．しかし，アルコールを除く8項目（エチレングリコール，アセトン，メタノール，マンニトール，ソルビトール，グリセロール，イソプロピルアルコール，プロピレングリコール）などについては，臨床的な病態と濃度がどの程度相関するかは今後の課題である．

▶ おわりに

　日本中毒情報センター（http://www.j-poison-ic.or.jp/homepage.nsf）には，毎月約4,000件程度の問い合わせがあり，薬物中毒の蔓延とともに薬毒物検査の重要性は増している．一方で脱法ハーブのような未知の構造の薬物による中毒報告も増えており，簡易検査だけでなく，機器分析による薬物の特定も重要となってきている．

文献

1) 奈女良昭，屋敷幹雄，福家千昭 他：薬毒物分析の第一歩 —中毒起因物質の推定と同定—．中毒研究，19（1）：63-66，2006
2) 福田篤久，石田浩美，久保田芽里 他：特集 救命救急センターと臨床検査 救命救急センターにおける臨床検査 —迅速報告を目指した裏技—．Medical Technology，30（4）：417-421，2002
3) 福田篤久，石田浩美，久保田芽里 他：薬毒物混入事件と病院検査室 〜迅速簡便な薬毒物定性試験の重要性〜．大阪救急，60：53-54，1999
4) 福田篤久，石田浩美，久保田芽里 他：臨床検査室で行う毒物定性試験．Medical Technology，27（2）：127-132，1999

5) 吉岡敏治，郡山一明，植木真琴 他：薬毒物分析の指針に関する提言．中毒研究，12（4）：437-441，1999

参考文献
1) 福田篤久，石田浩美，久保田芽里 他：救急医療現場に直結する薬毒物測定の充実をめざして ―何を測定すればいいのか？―．臨床病理，53（1）:26-33，2005
2) 福田篤久，石田浩美，久保田芽里 他：シリーズ最新医学講座　臨床現場における薬毒物検査の実際・3　迅速検査法（アジ化物，界面活性剤）―中毒学会提言15項目以外の薬毒物検査．臨床検査，49（5）；568-577，2005
3) 奈女良昭 他：YAKUGAKU ZASSHI，126（12）：1271-1277，2006
4) 奈女良昭 他：Sysmex Journal Web，5（1）：14-19，2004
5) 奈女良昭 他：Sysmex Journal Web，7（1）：1-6，2006
6) 奈女良昭 他：Sysmex Journal Web，8（3）：1-8，2007
7) 上条恭子 他：東京都健康安全研究センター研究年報，62（別冊）：139-144，2011
8) 横山明彦 他：THE CHEMICAL TIMES，189（3）：17-20，2003
9) 守屋文夫：中毒研究，25（3）：221-226，2012
10) 守屋文夫 他：中毒研究，25（3）：243-246，2012
11) 中村佳彦 他：中毒研究，25（3）：247-252，2012

2-7 その他の検体検査（電解質・便）

日本臨床検査自動化学会 POC 技術委員会
ラジオメーター株式会社 営業企画部　岡 尚人

はじめに

日本臨床検査自動化学会POCTガイドライン[1]には付録3として，医療機関が入手可能なPOCT対応機器・試薬の一覧が掲載されている。この一覧は臨床検査自動化学会ホームページに掲載されており，誰でも閲覧可能となっている。この一覧では，血算，CRP，感染症検査，血液ガス検査，血糖検査，腫瘍マーカー検査，心筋マーカー検査，生化学検査，電解質検査，尿検査，破水検査，便検査，薬物検査，凝固検査，POCで実施可能な生体検査に分け，製品一覧が掲載されている。本節では，この分類のなかからほかの節で取り上げなかったその他の検体検査として，特に電解質検査，便検査（便潜血）について紹介する。

電解質検査

人（細胞）は，主に腎臓の働きにより，細胞外液のpHと電解質が一定に保たれるため，生命活動を維持している。しかし，水・電解質・酸塩基平衡のバランスに異常をきたす事態が医療の現場では多く経験され，輸液療法が選択されている[2]。治療にあたり医師は，水・電解質のバランスを確認するため，電解質の状態を迅速に把握する必要がある[2]。そのため，多くの臨床現場で，電解質項目を含むPOCT対応機器が使用されている。

電解質測定の原理と測定項目

過去，電解質測定は炎光光度計で実施されていたが，イオン選択性電極法の開発以降，この方法が主流となっている。イオン選択電極法は，検体を希釈し測定する間接法，検体をそのまま測定する直接法に分けられ，検査室で使用される自動分析機では主に間接法が使用されている。しかし，この方法は大量処理には有用なものの，検体を遠心分離する必要があり，また装置が大型化し，

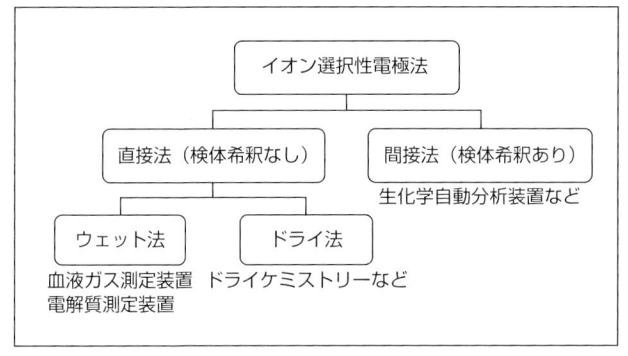

```
                    イオン選択性電極法
                    ┌──────┴──────┐
              直接法(検体希釈なし)    間接法(検体希釈あり)
              ┌──────┴──────┐      生化学自動分析装置など
           ウェット法        ドライ法
         血液ガス測定装置   ドライケミストリーなど
         電解質測定装置
```

図1 電解質測定法

POC での運用が難しい。そのため，POC で運用されている電解質測定では主に直接法が用いられている。直接法には，血液ガス測定装置に代表されるウェット法と，ドライケムで使用されているドライ法がある（**図1**）。また，間接法と直接法の間にはデータ差があることが知られており，注意が必要である[3]。

現在，POC で運用されている電解質項目としては Na^+，K^+，Ca^{2+}，Cl^- が主に測定されており，Li^+，Mg^{2+} などを測定できる装置もある。

▶ 電解質測定装置

測定装置としては，電解質単体測定装置，血液ガス分析装置，生化学分析装置などのさまざまな装置で測定されている。特に，血液ガス測定装置の多くは電解質測定が可能となっており，ヘパリン加全血にて測定可能であり，かつ酸塩基平衡も確認できる。POC においては，この方法で測定される場合が多いかもしれない。

電解質のみを対象とした小型装置も発売されており，一覧を**表1**に示す。これらの測定装置は小型，安価であり，臨床現場，夜間検査，緊急検査室などさまざまな場所で活用されている。

表1　電解質測定装置一覧

装置名	測定項目	測定法	販売会社
Roche9180	Na^+, K^+, Cl^-, Ca^{2+}, Li^+	イオン選択性電極法	ロシュ・ダイアグノスティックス
ラピッドケム744	Na^+, K^+, Cl^-	イオン選択性電極法	シーメンスヘルスケア・ダイアグノスティックス
ラピッドケム754	Na^+, K^+, Li^+	イオン選択性電極法	シーメンスヘルスケア・ダイアグノスティックス
STAX-3	Na^+, K^+, Cl^-, Hct	イオン選択性電極法	テクノメディカ
FDC800	Na^+, K^+, Cl^-	イオン選択性電極法	富士フイルムメディカル,和光純薬工業
スポットケムEL SE-1520	Na^+, K^+, Cl^-	イオン選択性電極法	アークレイ

便潜血検査

　便潜血検査は便中の潜血を検出することにより，大腸がんなど消化管疾患のスクリーニング法として広く使用されている。健診においても運用されており，大腸がんの早期発見に役立っている。

便潜血の測定法について

　便潜血検査とは，消化管よりの出血を便中のヘモグロビンとして検出する検査であり，化学法と免疫法がある。化学法は感度が高いため，口から肛門までの出血で陽性を示すが，非特異的反応なため，食物の肉汁中の血液や鉄剤でも擬陽性を示す。免疫法では抗ヒトヘモグロビン抗体を用いた抗原抗体反応を基本原理としているため，特異的に腸内の出血を確認することが可能である。しかし，口から十二指腸にかけての出血に対してはヘモグロビンが消化液により変性するため陽性とならず，本法は下部消化管の出血を調べる検査とされている[4]。

　近年，免疫法が主流となっており，検査室においては専用の分析装置を用い，ラテックス凝集免疫比濁法などで実施されている。開業医などにおけるPOCTでのニーズにあわせ，イムノクロマトグラフィー法を用いたテストキット(**表2**)も販売されており，広く使用されている。

表2 便潜血検査キット一覧

キット名	測定項目	測定法	販売会社
ネスコクイック・ヘモ	ヘモグロビン	イムノクロマト	アルフレッサ ファーマ
OC・ヘモキャッチ	ヘモグロビン	イムノクロマト	栄研化学
クイックチェイサー便潜血	ヘモグロビン, トランスフェリン	イムノクロマト	ミズホメディー

まとめ

本節では、その他の検査として電解質検査、便潜血検査について解説した。どちらの検査も臨床現場での運用が可能であり、すでに広く活用されている。しかし、どちらの検査も検査室での測定方法と差が出ることがあるため、それぞれの検査の特性を理解して運用する必要がある。

文献

1) 日本臨床検査自動化学会:POCTガイドライン第3版.日本臨床検査自動化学会会誌, 38 (suppl-1), 2013
2) 遠藤正之:症例とQ&Aで水・電解質, 輸液がわかる!. 今月の医療, 13 (2):29-32, 2005
3) 竹浦久司:ナトリウム(Na)の値が分析方法によって違うことの問題点. 静脈経腸栄養, 24 (3):55-58, 2009
4) 北条慶一:便潜血. 臨床検査, 33:1534-1539, 1989

2-8 循環器系疾患の検査

日本臨床検査自動化学会 POC 技術委員会
東邦大学医療センター 大森病院 臨床検査部　奥田 優子

心筋マーカーと POCT

　急性冠症候群（ACS）は，不安定プラークが血管内皮傷害や血管壁のストレス，炎症機転などにより破裂して血栓が形成され，急激に冠血管内腔の閉塞を来すことにより致命的な心筋虚血・壊死（急性心筋梗塞，心臓突然死，不安定狭心症など）を発症する病態である。ACS の早期診断は患者の予後を大きく左右するため，医療の現場では簡便かつ迅速に精度の良い検査が求められている。

　ACS の病態を早期に分析する血中バイオマーカーには，心筋虚血・壊死マーカーと心筋ストレスマーカーがある。

- **心筋虚血・壊死マーカー**：ACS などの虚血性の心筋細胞傷害が生じると，細胞膜が障害され心筋細胞質に存在するミオグロビン（MGB），心臓型脂肪酸結合蛋白（H-FABP），クレアチンキナーゼ（CK），CKMB などの細胞質マーカーが血中に遊出する。さらに虚血が高度，かつ長時間に及んだ場合には筋原線維が分解され，トロポニン T（TnT），トロポニン I（TnI），ミオシン連鎖などの筋原線維マーカーが血中に遊出する。これらの心筋マーカーは発症から経過時間によって血中動態が異なることが知られている（図 1）。
- **心筋ストレスマーカー**：心不全の重症化とともに，心室における B-type natriuretic peptide（BNP）および NT-proBNP 合成と血中への放出が上昇し血中濃度が高値を示すことから，心不全症例の予後の予測因子として重要である。ACS における BNP および NT-proBNP 上昇は，心筋虚血ストレス自体とこれに伴う左室拡張末期圧上昇から生じると考えられ，心筋梗塞の有無によらず心筋虚血の範囲と程度を反映するといわれている。

　近年，POCT の概念が定着してきており，ACS 早期診断法として，POCT は簡便かつ迅速で精度が良いため，臨床的価値が認められている。現在，国際的

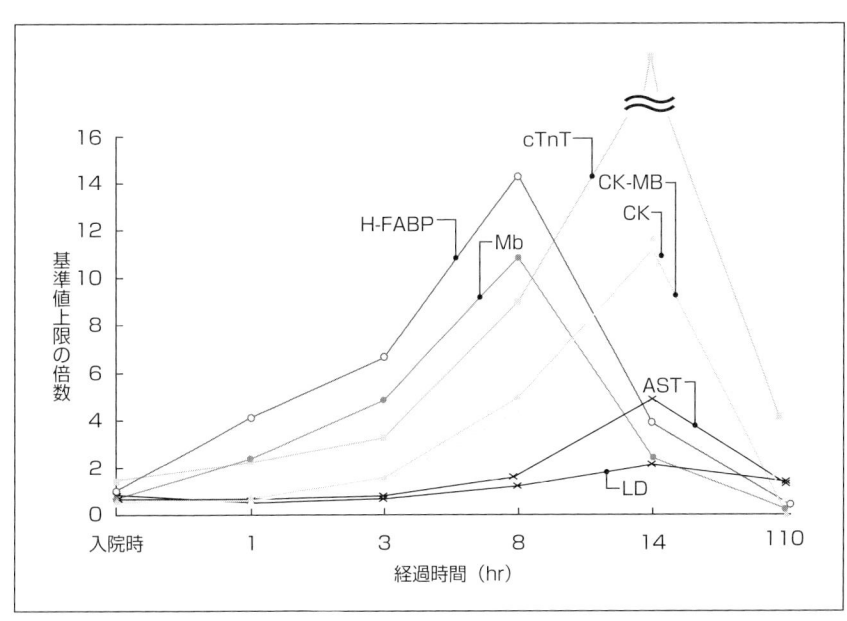

図1　心筋梗塞発症後におけるバイオマーカーの循環血中への逸脱動態

基準値が定められ，標準物質の表示値が確立されている，免疫クロマトグラフィー法によるH-FABPとTnT（⇒巻頭viページ参照）が販売・使用されている。また，BNPは移動式免疫蛍光分析装置（⇒巻頭viページ参照），NT-proBNP（⇒巻頭viページ参照）を用いた迅速測定が行われている。

これらの長所としては以下の点がある。

① いつでも，どこでも，誰でも実施できる。
② 試料は少量で迅速測定（約15分）が可能である。
③ キットは室温保存のため管理しやすい。

また，注意点としては以下がある。

① H-FABPとTnTは目視判定のため，検出限界領域の検体では利用者（医師・看護師など）による個人差が生じる（判定は明るい場所で行う）。
② ヘマトクリットおよび蛋白質高値検体では展開速度が遅延するため，コントロールラインの確認が必須である。

③ 抗原抗体反応を原理とするため,リウマトイド因子や自己抗体による免疫学的非特異反応を生じる場合がある。
④ 慢性腎臓病(CKD)患者においては,CKDステージの進行に伴い,H-FABP,BNPおよびNT-proBNPは血中濃度が上昇するため,ほかのバイオマーカーや生理機能検査など,ほかの検査法での確認が必要である。

以上のことにより,実地医療で心筋マーカー迅速診断キットを使用する際は,キットの特徴と限界を理解し,ACSの病態を把握することが重要といえる。

モバイル心電計とPOCT

　胸痛,動悸やめまいなどの自覚症状を訴えて来院する患者の検査としては,安静時12誘導心電図検査が行われるが,記録時間が短いため不整脈や心電図変化を記録できない場合が多い。通常はホルター心電図検査が原因精査に用いられることが多いが,必ずしも症状が出現するとは限らない。そこで近年,いつでも,どこでも患者自身が心電図を記録して,電話回線などを通じてデータを送り,解析診断できる携帯型心電計が開発され,日常診療に用いられ始めている。

　この携帯型心電計は,危険な不整脈や狭心症,急性心筋梗塞など,突然起こる可能性のある症状を自覚したときに心電図を記録するためのイベント心電図であり,一般的には小型のモバイル心電計が用いられている。また,モバイル心電計は医療機関のみならず在宅医療や遠隔医療などにも応用され,心臓健康管理やスポーツクラブで用いられるなど,医師の指導のもとで健常人にもその適用範囲が拡大してきている。このモバイル心電計は伝送式と非伝送式,ループ式と非ループ式に分類される。

　現在,市販されている携帯型心電計は何種類かあり,代表的なものとしてはオムロンヘルスケアが携帯心電計HCG-801を,パラマテックがEP201型を販売している(⇒巻頭viiページ参照)。持ち歩くのには少し大きいが比較的安価で簡便に計測でき,メモリーカードに記録が保存され,液晶画面で波形を確認することができ,コンピュータで心電図をプリントアウトすることも可能である。もう一つはカード・ガードのCG-2100型である。薄型で持ち運びが簡単で,伝送機能があり,電話で簡単にデータを送ることができる。所定の伝送

先（コールセンター）に送ると，すぐに自動解析された心電図とコメントがファクシミリまたは E メールで送られてくる。値段は前者より高価だが，機器の特性から不整脈だけでなく狭心症などの虚血性心疾患の発見をも視野に入れている（⇒巻頭 vii ページ参照）。また，トライテックのリード・マイハート Plus RMH4.0 は両手の親指を心電計に当てるだけで計測できる（⇒巻頭 vii ページ参照）。その他，携帯型心電計 ESP-300DXSP（フクダ電子）が使用されている（⇒巻頭 vii ページ参照）。これらの市販されている主な携帯型心電計の仕様を**表 1**に示す。

表 1　携帯型心電計の比較

分類	Card Guard	Paramatec	Paramatec	Omron	Omron	Daily Care Bio Medical	Daily Care Bio Medical
メーカー	カード・ガード	パラマテック	パラマテック	オムロン	オムロン	トライテック	トライテック
型式	CG-2100	EP-201	EP-202	HCG-801	HCG-901	RMH2.0	RMH4.0
発作時の心電図記録	発作後	発作後	発作後	発作後	発作後	発作後	発作後
コールセンター	カード・ガード・ジャパン／ハートケアライフ	なし	パラマテック（データ集積センター）	なし	なし	なし	なし
電話伝送方式	固定電話，PHS，携帯電話	携帯電話	携帯電話	なし	なし	なし	なし
推定価格（円）	48,000	39,900	58,000	36,750	210,000	39,900	81,900
重量（電池含む）	55g	120g	120g	140g	140g	138g	175g
寸法	55 × 105 × 15	124 × 18 × 60	124 × 18 × 60	121 × 67 × 24	121 × 67 × 24	120 × 80 × 20	124 × 78 × 22
使用電池	リチウム CR2032 2個	アルカリ単4 2個	アルカリ単4 2個	アルカリ単4 2個	アルカリ単4 2個	アルカリ単4 2個	アルカリ単4 2個
電池寿命	約2年	100回	100回	400回（1回30秒使用で）	400回（1回30秒使用で）	800回	500回

第2章 検査項目別POCTの現状と展望

電極形状	皮膚押し当て固定電極	皮膚押し当て電極	皮膚押し当て電極/使い捨て電極	皮膚押し当て電極/使い捨て電極	皮膚押し当て電極/使い捨て電極	親指乗せ電極/使い捨て電極	親指乗せ電極/使い捨て電極
誘導数	1	1	1	1	1	1	1
電極数	2個(+&−)	2個	2個	2個(+&−)	2個(+&−)	2個	2個
低域周波数	0.05Hz	0.5Hz	0.5Hz	0.5Hz	0.5Hz	0.15Hz	0.1Hz
1回記録時間	32秒	24秒	24秒	30~180秒(SDメモリで30秒間隔で設定)	30~180秒(SDメモリで30秒間隔で設定)	15秒	30秒(連続モードで2時間連続表示)
総記録回数	1回	12回	12回	5回	15回	30回	100回
レコーダの設定	固定	利用者がする	利用者がする	用途に応じ自由に設定	用途に応じ自由に設定	用途に応じ自由に設定	用途に応じ自由に設定
機器構成	一体型	一体型	一体型	一体型	一体型	一体型	一体型
心電図表示	返信FAX・メールに表示	液晶表示	液晶表示	液晶表示/判読支援ソフト(52,500円)で印刷	液晶表示/判読支援ソフト(52,500円)で印刷	解析ソフトウェア(付属品)	液晶表示/解析ソフトウェア(付属品)
電池消耗の警報	警報音	残量液晶表示	残量液晶表示	なし	なし	残量液晶表示	残量液晶表示
コメント	FAX,メール,携帯電話に連絡	液晶表示	液晶表示	液晶表示	液晶表示	なし	液晶表示
ECG自動解析	センターで解析を行う	内蔵	内蔵	内蔵	内蔵	内蔵(HR, ST, QRS点滅のみ)	内蔵
返信の利用法	個人が予防医学的に利用/医師が診断に利用	個人が判断	医師が診断に利用	個人が予防医学的に利用	医師が診断に利用	個人が判断/医師が診断に利用	個人が判断/医師が診断に利用
レコーダ購入者	個人/医療機関	個人	医療機関	個人	医療機関	個人/医療機関	個人/医療機関
使用目的	健康管理/心電図検査・監視	健康管理	心電図検査・監視	健康管理	心電図検査・監視	健康管理/心電図検査・監視	健康管理/心電図検査・監視
使用法 発作時記録	○	○	○	○	○	○	○
使用法 定時記録	○		○	○	○	○	○
使用法 負荷時記録	○						
診療報酬	150点	0点	150点	0点	150点	150点	150点

POCT の役割は，①貸し出し準備，②使用者への操作指導，③読み込み（受信）と判別準備である．また，使用上の注意点（①記録中は話したり，体を動かさない，②外出時など胸部で記録できない場合は，指または左拳にあてて記録する，③肌が乾燥している場合，ぬれタオルなどで肌を湿らせてから記録する，④保管場所は高温・多湿を避ける）などについて説明を行うことである．

2-9 呼吸器系疾患の検査

日本臨床検査自動化学会 POC 技術委員会
フクダ電子株式会社 商事営業部　大戸 秀夫
ラジオメーター株式会社 営業企画部　岡 尚人
扶桑薬品工業株式会社　奥村 道之

はじめに

呼吸器関連の検査としては検体検査（血液ガス分析装置）と生理検査（パルスオキシメータ）があり，POC（Point Of Care）で広く使用されており，代表的なPOCTの一つである。本節では，これらの装置について解説していく。

血液ガス分析装置

血液ガス分析装置は，主に重篤な患者の呼吸管理を行ううえで不可欠な装置であり，主な測定項目は，動脈中のpO_2, pCO_2, pHである。使用場所としては，検査室はもとより，救命救急処置室，各種集中治療室，手術室，呼吸器病棟などの臨床現場で広く使用されている。

血液ガス分析装置は，検体検査機器として，卓上型やハンディ型といったさまざまな仕様の装置が販売されている。また，経皮的に$tcpO_2$, $tcpCO_2$を持続的にモニターするタイプのものもあり，目的や用途により仕様を選択することが可能である（**表1**）。

検体はヘパリン加動脈全血を用いるため，前処理などの時間が不要で，また測定時間は約2分（装置により異なる）と迅速に測定が可能である。よって，POCにて本装置を活用した場合，TAT（Turn Around Time）は約5分以内となり，この結果は直ちに処置，治療へと結びつくこととなる。

また，その高い運用性から，現在では血液ガス項目にとどまらず，ヘモグロビン分画，電解質（Na^+, K^+, Ca^{2+}, Cl^-），代謝項目（グルコース，ラクテート，クレアチニン，BUN）などの有用な検査も同時に測定できる装置が販売されている。

2-9 呼吸器系疾患の検査

表 1 主要な血液ガス分析装置一覧（⇒巻頭 vii ページ参照）

タイプ	機器名	販売会社
カセット型	GEM プレミア	IL
カセット型	ラピッドポイント 500	シーメンスヘルスケア・ダイアグノスティックス
卓上型	ラピッドラボ 1200 シリーズ	
卓上型	ラピッドラボ 348	
卓上型	スタットプロファイルシリーズ	ノバ・バイオメディカル
カセット型	ABL80 シリーズ	ラジオメーター
カセット型	ABL90 FLEX	
卓上型	ABL800 シリーズ	
卓上型	cobas b 121	ロシュ・ダイアグノスティックス
卓上型	cobas b 221 シリーズ	
ハンドヘルド型	epoc	アリーア メディカル
ハンドヘルド型	OPTI CCA シリーズ	シスメックス
ハンドヘルド型	GASTAT-navi	テクノメディカ
ハンドヘルド型	i-STAT 1-C	扶桑薬品工業
ハンドヘルド型	IRMA4000	平和物産
経皮型	TCM シリーズ	ラジオメーター

　血液ガス分析装置は，ほかの POCT 対応機器群と異なり，取り扱い，キャリブレーション，精度管理，装置管理がフルオート化されている．

　取り扱いに関しては，卓上型においては，検体をシリンジのまま装置にセットすると自動的に吸引，測定を開始し，約 2 分（装置により異なる）で結果を各種報告様式（画面，プリンタ，通信など）に出力する．また，キャリブレーション，コントロールともに，あらかじめ装置にセットしておくことにより，定期的（任意間隔）にフルオートで測定する機能が組み込まれている．ハンディ型においては，専用のカートリッジに検体を注入することで測定ごとにキャリブレーションを実施し測定する仕組みになっている．検体を注入するタイミングが装置により異なるが，測定のプロセスは同様と考えられる．流路を独立したカートリッジに組み込むことで血液由来のトラブルで装置が故障することがなくなり，より現場での使用を容易にした装置といえる．機器の管理については EQC（電気的 QC）を 24 時間ごとに実施する機能を持っている装置もある．卓上型とハンディ型の中間に位置するカセット型も登場しており，卓上型の消耗品や部品をカセットに納め，流路そのものを交換することで測定を維持する仕組みを持っている装置である．カセットは測定回数と使用日数に制限があり，

その期限内に使用し，カセット自体を交換することになる。ハンディ型が単回使用であるのに対し，カセット型は複数回使用のタイプになるが，卓上型ほど長期間の仕様にはなっていない(機種によって異なるが約 1 カ月の使用期間)。どのタイプの装置も精度を維持するための機能を有しており，測定データは遜色なく，臨床現場で測定しやすいものを選定し，用途に応じて採用できるようになってきている。

広い病院内に散らばる複数の装置の 1 台 1 台を直接管理することは困難である。しかし近年，卓上型においては，検査室にいながら一括で装置情報の確認(消耗品残量，エラー情報)，リモートコントロール (Cal, Cont 測定，洗浄操作など)を実施できる，血液ガス分析装置管理システムが各社よりリリースされている。このシステムにより，エラーが発生した際，装置の状況を的確に確認可能であり，対応が迅速かつ的確になる。例えば，軽度の詰まりなどのトラブルであれば，「洗浄→キャリブレーション→コントロール測定」を遠隔より実施することにより，現場に行かなくとも解消することが可能な場合もある。一方，ハンディ型に関しては，消耗品のロットの管理と装置の EQC を管理することで正確な測定値を担保する仕組みの構築が大切になる。測定エラーに関しては手技，検体，消耗品，装置とさまざまな問題が考えられるが，そのエラー情報を集約し問題を明らかにすることでエラーを減らすことは経済効率向上につながる。卓上型であれ，ハンディ型であれ，ネットワークで管理することは管理を簡便にするとともに経済性を向上することにつながる。

測定の誤差要因としては，検体処理が挙げられ，採血後の撹拌，測定前の撹拌などが大きくデータに左右することがあるため，フルオートの撹拌サンプリング機能が追加された装置も販売されている。

故障の原因の多くは検体の凝固に由来するものと考えられる。臨床現場では行き届いた管理が実施されることは困難で，装置の仕組みや構造などを理解して使用できている施設は多くはない。場当たり的に対処することで費用が増大したり，測定値が不安定になったりすることが考えられる。臨床現場での使用に対しては，正確な測定値を短時間に取得できるよう，よりいっそうしっかりとした検査の仕組みを構築し，測定そのものを監視する体制作りが大切と考えられる。

パルスオキシメータ（経皮酸素飽和度測定装置）

　パルスオキシメータは血中酸素飽和度を経皮的に簡便に測定する生理検査装置であり，測定項目は SpO_2 である。活用されている場所は，救命救急処置室，各種集中治療室，手術室，呼吸器病棟，外来，在宅などであり，検査室では使用する機会は少ない。

　パルスオキシメータは患者管理モニター装置組み込み型から指先一体型まであり，用途により選択が可能となっている。基本原理は通常，2波長（赤色光，赤外光）を経皮的（指先，耳たぶなど）に照射し，透過光または反射光を解析し，拍動による変動分のみを動脈血として，酸化ヘモグロビンの比率（酸素飽和度）を求めるというものである。リアルタイムの測定が可能であり，スクリーニングのみならず，集中管理領域ではモニタリングにおいても広く使用されている。

　代表的な取り扱い方法としては，指先にセンサーを取り付け（貼り付け）ると，数秒後に結果が表示され始める。測定値はデータが安定した後に読み取る。そのままモニターとして使用することも可能である。

　測定の誤差要因としては，太陽光，手術光などの強い光，測定中測定部位（手足）を動かす，測定部位の汚れ，マニキュア，血圧モニターのカフなどを同じ腕に装着した場合といった，血流が妨げられている状態，末梢循環不全，血流阻害などがあり，注意が必要である。

おわりに

　呼吸管理検査は，生体を安定させるためには不可欠な検査であり，POCで広く使用されている。装置そのものの操作は簡便で，迅速に，高い精度の測定結果が得られる。しかし，誤った運用方法により測定結果に誤差が生じることも考えられる。使用者，管理者へのトレーニングは重要であり，かつ資格・認定も視野に入れる必要がある。

2-10 その他の生理機能検査

日本臨床検査自動化学会 POC 技術委員会
天理よろづ相談所病院 臨床検査部　嶋田 昌司

はじめに

　POCT ガイドラインに示された POCT の定義に，POCT とは被験者の傍らで実施する検査，被験者に見える検査という文言がある。この文言からすれば，生理機能検査は臨床検査のなかで最も歴史のある POCT と呼べる検査である。加えて，生理機能検査を実施する多くの装置にはポータブルという機能が備えられており，いつでもどこでも被験者の傍らに出向くことが可能であり，コーディネートされたシステムを有するならば POCT の最前線を支えてきたともいえる。本節では，現状の問題点，小型化された装置例，今後の展望について触れる。また，検査装置，モニターという概念は本節ではあえて割愛し，現在，臨床現場で広く利用されている生体情報検査装置として生理機能検査対応 POCT 対応機器について解説する。

小型，移動をより可能とする装置の例

　表1に容易に携帯を可能とする生理機能検査対応 POCT 対応機器の一例を示した。いずれの装置も小型軽量化されており携帯できることから，さまざまな場面において活用されることが予想される。ほかにも各社よりさまざまな装置が発売され臨床現場で利用されている。以下に使用頻度の高い生理機能検査対応 POCT 対応機器の例を挙げた。

表1 小型，移動をより可能とする装置の例

用途	製品名	外形寸法（W×D×H, mm）	重量(kg)	製造・販売
超音波診断装置	FAZONE CB	300×300×84	4	富士フイルム
超音波診断装置	アキュソン P10	97×142×54	0.73	持田シーメンスメディカルシステム
経皮血液ガスモニタ	TCM/CombiM	308×230×160	4.6	ラジオメーター
膀胱内尿量	BVI6100	60×100×150	0.3	シスメックス
心電図	携帯心電計 HCG-901	121×24×67	0.14	オムロンヘルスケア

▶ 心電図記録装置

　心電図は従来，感熱方式の記録用紙に熱ペンが書き込む様式が長年利用されてきたが，デジタル化が進み，記録様式も多様化してきている。特に，前述（70〜73ページ参照）のイベント（モバイル）心電図と呼ばれる検査方式が近年日常診療に応用されている。日常診療中においては，患者が何らかの症状を自覚したとき，その最中に心電図を記録できることは少ない。そこで，イベント（モバイル）心電図と呼ばれる小型，携帯可能な心電計を患者自身に携帯させ，記録させる方式がとられる。これまでも，ホルター心電図のように長時間の患者心電図を記録することは可能であったが，デジタル記録が可能となっても，解析に時間がかかる，イベントが発生中に適切な対応ができないなどの問題点があった。しかし，イベント心電図の一部では，イベント記録を携帯電話やPHSで伝送し，早期に医師の判読が可能な種類もある。現在のイベント（モバイル）心電計は伝送式と非伝送式，ループ式と非ループ式に分類される。しかし，セルフモニタリングのように使用されることが多く，使用方法や電極の装着，装置の取り扱いなど十分な説明がなされないと，誤った結果が得られることや十分な解析につながる情報が得られないことがあり，医療スタッフ，患者との相互の理解と周知が重要である。

　また，笠巻ら[1]は今後のイベント（モバイル）心電計の多様な応用方式として**表2**のようなものを挙げている（一部を改変して掲載した）。

表2　イベント（モバイル）心電計の多様な応用方式

1. 中核病院と周辺診療所との連携
2. 産業医の現場と専門医の連携
3. デイケアおよび在宅医療現場と専門医の連携
4. スポーツクラブと専門医の連携
5. 専門医による個人の心臓健康管理
6. 災害時医療現場と専門医の連携
7. 学校保健室と専門医の連携
8. 疫学調査への応用

携帯型超音波診断装置

　現在の医療のなかでも画像診断の進歩は早く，有用性も非常に向上している。その点は超音波検査装置も同様である。また，MRやCT，エックス線装置に比べ特筆すべき点は携帯性の多様化である。MRやCTともなると，そこから得られる情報は多角多様化しているが，いかんせん装置が大型で，いつでもどこでもという利便性はない。その点，超音波検査装置は検査室に据え置かれる装置すら移動性を有している。また，近年はまさに小型化が進み，ハンディタイプ装置や専用プローブの単体でも，専用ソフトがインストールされているパソコンにUSB接続すれば超音波検査装置として利用できるものが販売されている。

　しかし，画面が小さく検査対象目標を明確にしないと使用しづらい，ドプラー機能の視認性が悪いなどの特性もあり，個々の装置の特徴や利便性を十分に理解して使用する必要がある。

パルスオキシメータ（経皮酸素飽和度測定装置）

　ある内科医師が「CO_2の貯留さえないと判断できるなら，SpO_2を測定しておけば血液ガス分析は必要ない」と言ったことがある。もちろん極論ではあるが，それほどに酸素化をチェックする場合にはSpO_2測定の利便性が高い。いまでは，救急外来や手術室，処置室以外でも日常的に前述のパルスオキシメータ（77ページ参照）でSpO_2が測定され，その測定値が利用されている。しかし，**表3**のような特徴を理解しておかないと酸素の過剰投与や不足につながりかねず，注意が必要である。

表3 SpO_2 測定時の注意点

- 体温低下，pCO_2↓，pH↑であると，酸素乖離曲線は左方移動し，SpO_2 値より実際の pO_2 は低値である。
- 体温上昇，pCO_2↑，pH↓であると，酸素乖離曲線は右方移動し，SpO_2 値より実際の pO_2 は高値である。
- 一酸化中毒患者や喫煙者では偽高値となる。特に一酸化中毒の初療時には注意が必要である。
- SpO_2 は低酸素血症には鋭敏に反応するが，SpO_2 が100％であれば PaO_2 を反映しないため，酸素過剰投与になる可能性がある。
- センサーの装着方法やマニキュアを使用した患者への使用には注意が必要である。
- 呼吸停止から SpO_2 に反映されるまでのレスポンス時間は長いため，初期対応が遅れる可能性がある。
- SpO_2 が実際の酸素化を反映するまでの時間は測定部位によって異なる。早い順は，耳たぶ＞手指＞足趾である。

以上紹介した例は，現在臨床の現場で使用されている生理機能検査装置の一部にすぎない。しかし，利便性が高い反面，特徴や欠点を理解しておかないと誤った判定を下す可能性も高く，コーディネートされる必要性は高い。特に，携帯型心電計のように患者自らが使用，操作する装置も今後増加することが予想され，POCTの概念にとらわれずPOCTコーディネータが関わり，指導，教育，適正使用の方法を考えていく必要がある。

検査運営の現状と問題点

生理機能検査を担当する現場がPOCTを知らない

日本臨床検査自動化学会が2002年にPOC推進委員会を立ち上げ，POCTの啓発活動を続けてきたことにより，検体検査を主とする現場にPOCTという概念は定着してきた。しかし，生理機能を主とする現場のPOCT認知度はいまだに極めて低い。病床数の多い大病院と呼ばれる施設では，臨床検査の専従化が進んでいる。このような施設では，生理機能検査対応POCT対応機器の導入は各科，各現場対応で実施されることも多い。となると，よりその現場に近い生理機能検査を担当する臨床検査技師らが，POCTの概念すら知らないことは非常に問題で，運用上のトラブルやPOCTそのものが機能しないことも考えられる。

▶ 医師や看護師が実施した検査は「やりっぱなし」

POCTとはシステムであり，持ち運べて簡単に検査できればよいということではない。管理者によりコーディネートされ運営されることが肝要である。しかし，心電図や超音波検査のように結果がすぐに見える検査が特に緊急度を要する現場で実施された際に結果が記録されることはなく，場合によっては患者識別もないままに検査が実施され，結果が放置されることもある。

今後も多種多様な生理機能検査装置が開発されるであろう。しかし，POCTとして捉えられず，臨床現場に直接導入され使用される生理機能検査装置も多いと考えられる。組織，施設内で十分に検討され運用されるよう，POCTコーディネータが管理運営に携わる必要がある。

▶ 生体情報監視装置とPOCT

いわゆるモニターと呼ばれる装置とPOCTとは何が異なるのか。モニターとは監視監督する装置であるから検査装置とは異なる。心電図モニターと心電図検査のように明らかに使用用途が臨床現場で区別され使用されているものもあるが，多種多様な高機能装置が開発され，従来のモニターという監視装置の範疇ではなく，検査装置として扱われる場合も多い。装置の性能と使用用途に応じて管理されるべきであるが，現状では明確な区別はない。

▶ 生理機能POCTの必要性と将来性

2011年の東日本大震災の際に医療慢性期となった被災地に，携帯型の超音波検査装置を持ち込んだ医師がおり，「骨折や異物，血栓の否定，表層から触知しない深部の筋層内血腫の切開によらない排出（60mL程度）」などに非常に有用であったとしている。このように，バッテリー駆動が可能な生理機能検査は日常（院内）診療以外の場所での有用性も非常に高いことがわかる。POCTとは装置の大小や携帯できることが前提ではないが，非日常的環境においての必要性が求められた場合に携帯できる（移動ではなく容易に持ち運べる）機能を有する生理機能検査装置は，在宅診療や災害時など，その使用用途および使用現場の拡大が容易に想像できる。また，院内においてはより高機能で高性能な生理機能検査装置が求められるが，高価であり各所に配置することは不可能である。しかし，POCTは比較的安価であり，より迅速性が求められる現場に配置

することで，医療スタッフの初期判断の迅速性や正確性が高まり，患者にとっては無駄な苦痛や医療費などの削減にもつながるのではないだろうか．また，長寿国日本は在宅医療の必要性が増え，専門施設外での生理機能検査も求められることになるであろうから，POCTに対応した生理機能検査の必要性は高まる．ただし，いずれの場合においても「やりっぱなし検査」とならぬようなシステムを確保することが前提となる．

おわりに

　検体検査におけるPOCTについてはさまざまな検討や討論が行われ，システムとして機能し始めてきた．しかし，生理機能検査においてはPOCTという定義すら知られていることはまだ少ない．

　多様化する医療現場において生理機能検査に対応したPOCTの必要性が高まることは必至であり，まずは生理機能検査が実施される現場への啓発が必要であり，生理機能検査対応POCT対応機器も臨床検査の一部として取り込まれるよう臨床検査技師らが積極的に取り組んでいくことが重要である．

文献

1) 笠巻祐二：モバイル心電図の臨床 ―その現状と将来展望―．医療と検査機器・試薬，32 (1)，2009

2-11 緊急検査・診察前至急検査

日本臨床検査自動化学会 POC 技術委員会
岡崎市民病院 情報管理室　山田 修
地方独立行政法人りんくう総合医療センター 中央検査科　福田 篤久

はじめに

　POCT という言葉は 1991 年，Robert C や Jackson O が最初に報告したと記憶しているが，当時は関心を持つ技師も少なく，消滅するのではないかという危機感すら頭をよぎった。しかし近年では，POC 推進委員会の活発な働きかけが実を結んだのか，POCT という言葉はかなりポピュラーになってきている。また，筆者らは緊急検査の理念と POCT の目的が高い相同性を示すと報告した[1]。さらに，「緊急検査＝POCT」と考えるか否かは別問題として，救急外来や ICU では，刻一刻変化する患者に対応しなければならないため，POCT の持つ迅速性が重要視されている。したがって，POCT は臨床検査における臨床的効率(clinical utility)が，医療およびその経済的観点から即座に診療に反映させることができる検査システムとして注目されている。

　しかし，各医療機関で行われている緊急検査には，急性期や急変患者などに対応する緊急検査と，診察前に検査結果を提供することを目的とした診察前検査がある。したがって，本章では前者を緊急検査，後者を診察前検査として解説する。

POCT と緊急検査の相同性

　一般的に緊急検査とは，いま現在の患者病態を把握するための要素が非常に強い検査である。したがって，理想的な緊急検査とは，緊急対応が必要な患者に対して治療や処置を円滑に，また手遅れにならないよう，患者状態を把握する目的で即時的に行う検査である。そして，患者により近い場所で迅速・簡便・24 時間対応が可能であり，検査の依頼から結果報告までの時間が可能な限り短いもの，すなわち TAT（Turn Around Time）が短いほど緊急検査としての価値が高いと思われる。緊急検査をこのように考えると，POCT の概念はまさ

しく緊急検査の本質と合致し，決して検査技師が行う緊急検査に取って代わるものではなく，いま以上に患者の迅速かつ的確な治療を目指した医療の原点ともいえる。そして緊急検査には，通常の臨床検査に求められる条件に加え，以下に示す5つの条件が必要である。そこで，ほかの項で述べてきたPOCTと対比させながら，その高い相同性に注目してもらいたい。

① **迅速性**：緊急検査は，その検査が治療に速やかに反映される迅速対応が可能な検査でなくてはならない。特に重症患者を対象とする場合，不可欠な条件であり，各種の呼吸循環モニターはもちろんのこと，動脈血血液ガス分析なども迅速性ゆえに有用な緊急検査の一つである。

② **簡便性**：緊急検査は，時間との戦いであると同時に，人的制約（マンパワー）のもとに実施されることが多い。複雑な検査は時間と人手を要するため緊急検査には向かないが，測定技術の進歩により，従来は複雑だった検査が簡便に行われるようになったことも事実であり，緊急検査として利用可能な測定項目も増えつつある。

③ **随時測定**：緊急検査は，24時間を通していつでも測定できる検査でなくてはならない。昼間は先進的設備を誇るものの，夜間の時間外診療になると昼間とは違い検査体制が大きく劣る施設も多い。したがって，緊急検査の種類と質は，その施設の診療に対する取り組みとシステムの良否に大きく左右されることになる。

④ **ベッドサイド検査**：血液・尿などはベッドサイドで検体の採取が行われ，その場で検査を実施することが可能である。しかし，CT検査がいかに病態の把握に優れた方法であったとしても，遠く離れた場所へ患者を移動させなければならないため，緊急検査として不向きである。

⑤ **反復性**：緊急検査の対象となる患者は，時間とともに病態が変化するのが特徴である。したがって，1回のみの検査で十分であることは少なく，多くの緊急検査は繰り返し行えることが必要である。

以上，緊急検査を考えるうえでの必要な条件を述べたが，緊急検査やPOCTはあくまでも診察による全身状態の把握に従属すべきものであり，その病態に対応して正しく捉えられたものでなければ意味をなさない。無作為に検査が実施されたり，定型的な検査セットとして実施されたり，緊急検査やPOCTが一

人歩きしないように留意する必要もある。

診察前検査の状況

　診察前検査を実施している施設は，多くの場合は独立した検査体制として特別な仕組みを持つのではなく，通常業務内の個別サービスやその延長上で実施している場合や，特定の検査項目(例えば糖尿病患者の血糖やHbA1cなど)を診察室近辺で実施している場合がある。いずれにせよ，診察前検査は当日や直近の診察時に出された指示に基づいて実施されており，その検査項目は，前述の緊急検査のように重症度を判定するためのものではなく，むしろ疾患の鑑別や病態の経過を把握するための項目が主体となる。つまり，診察前検査を検査室で実施する場合には，緊急検査よりも通常業務に沿った項目が対象となり，緊急検査よりも多数の項目が同時に依頼されることが推測される。また，その迅速性は患者動線と診療の流れに左右されることが多いが，反面，診察前検査の進捗遅滞が診療の流れを遮ることもある。診察前検査が診察室近辺で行われる場合には，検査項目は限定され，対象とする疾患や診療科も限られるが，糖尿病など患者自身が病態を認知しにくい疾患などを対象とした場合，眼前で測定が実施され，結果が示されることで，患者自身の疾患への理解度向上に役立つ面もあると思われる。

　POCTとの比較では，現状の多くの診察前検査は緊急検査と比較し相同性は薄いといえる。検査室で行うような診察前検査とは迅速性のみが，診察室周囲で行う診察前検査とは迅速性とベッドサイド検査という特性が共通する。そして，診察前検査そのもののあり方が通常業務の延長から緊急検査へと近づけばPOCTとの相同性は増し，診察前検査という行為の診療業務における意義も増すものと考える。

POCTが有効な施設と部署

　1990年ごろ，米国でPOCTという言葉が誕生したころは経済効率重視の考え方だったかもしれないが，現在の日本では経済的な要素より治療の一端として発展している。治療の一端としてのPOCTは，規模の大きな大学病院より中小規模の病院，中小規模の病院より救急指定病院や手術室・集中治療室など

のより迅速性が求められる領域で重要性が認められている。なかでも救急外来やICU（集中治療室）では、常に変化する患者に対応しなければならないため、POCTの持つ迅速性が効果を発揮している。さらに、ICUなどで管理されている重症患者にとって処置の遅れはとりもなおさず死を意味する。このことが、中央検査部や検査室で技師により行われる緊急検査から、医師や看護師がベッドサイドで行う超緊急検査としてのPOCTへ移行する要因の一つになっているのではないかと思われる。

医療機関においてPOCTは誰が行うべきか

　救急医療施設に従事する検査技師にとって、POCTは緊急検査、なかでも患者の予後に関わる超緊急検査と理解されている。集中治療室を有するような医療機関で実施されているPOCTのほとんどが、常に患者の近くにいる看護師を中心に医師・研修医などにより実施されており、検査技師が測定に関わることは少ないと思われる。特に看護師・医師・研修医によるPOCTは、検査室の勤務者が少なくなる夜勤帯で重要となり、当直検査技師による検査と大きな時間差が生じ、患者の予後に影響することも考えられる。

　少し余談になるが、看護師によるPOCT実施のメリットは、従来、医師の判断でしか得られなかった情報が、看護の立場からも自由に入手できることで、看護業務の展開が迅速になり、かつ質的に厚みも増す。より良い診療のためには、仮に検査技師の測定が常に可能であったとしても、看護師自らが検査の必要性を判断する姿勢が必要である。看護師は医師が気づきにくい異常の早期発見に努め、医師は看護師を信じて自由に測定を許可し、検査技師は機器が常にベストの状態で測定できるよう保守管理に努めるといった構図ができあがる。このような連携から出た検査結果を医師がいち早く治療に活かすことにより、POCT体制と治療体制に新たな展開を促す可能性が生まれるのではないだろうか。ただし、測定業務が検査技師から医師や看護師に移行しただけという状況は避けるべきである。現にPOCTを導入したことにより、測定所要時間の短縮という本来の目的だけでなく、新生児輸血の減少やベンチレーターからの早期離脱、ICU・CCUの滞在期間の短縮、看護業務の改善と質的向上が得られたと報告する施設もある。

　こうしたPOCTの構図により得られた測定結果は、前回値チェックを中心に

管理し，異常値やパニック値についてはまず測定結果を重視し，臨床症状の改善を目的とした治療や処置を優先しつつ，同時に検査室において確認のための再検査を実施すれば，POCT が持つ特性を損なうことがない．

まとめ

　本節では，緊急検査（診察前検査を含む）と POCT の関連について，相同性を中心に検査技師の観点から述べた．POCT は，検査技師が行う緊急検査や診察前検査を脅かすものではなく，いま以上に患者の迅速かつ的確な治療を目指した医療の原点であると考える．ただ，これまでの POCT 対応機器や検査キットの多くは，診療記録としてのデータ保管に配慮されているとは言い難い面があり，検査過誤の防止やデータの精度管理などに適切な対応がないままに運用されている可能性もある．これは，医療過誤を防ぐ立場から考えると極めて危険な状況にあるといえる．機器の進化とともに，臨床検査技師や POC コーディネータを含めた施設全体として早急に組織や運用システムを見直すことで，より安全なデータを臨床現場に供給する体制を整備することも忘れてはならない．

文献

1) 福田篤久，久保田芽里 他：緊急検査としての POCT の位置づけ．臨床検査 47：57-61，2003

参考文献

1) 福田篤久，久保田芽里 他：救急医療における POCT 組み立てのポイント．臨床検査 54：63-66，2010
2) 福田篤久，久保田芽里 他：救急医療と POCT．臨床病理 60：1175-1180，2012
3) 日本臨床検査自動化学会：POCT ガイドライン第 3 版．日本臨床検査自動化学会会誌，38（suppl-1），2013
4) 福田篤久，山田修 他：特集（2）：第 44 回 POC セミナー　POCT 対応機器の特性を知る ―お茶室で POCT はできるか―．機器・試薬 36（3）：303-328，2013

2-12 災害対応での臨床検査
～災害医療における POCT の役割～

日本臨床検査自動化学会 POC 技術委員会
地方独立行政法人りんくう総合医療センター 中央検査科　福田 篤久
岸和田徳洲会病院 臨床検査科　櫛引 健一
地方独立行政法人りんくう総合医療センター 中央検査科　久保田 芽里

はじめに

　災害では，大地震や風水害，交通機関の大事故，大火災や爆発事故などにより，多数の外傷患者が発生すると推測される。しかし日常でも，重症外傷患者や多発外傷患者，また複数の外傷患者に有効な医療を迅速に行うことは簡単なことではない。ましてや多数の患者が同時に発生する災害時には外傷診療は極めて困難となり，その場しのぎの診療ではとうてい良好な結果は望めず，科学的根拠にのっとった合理的な診療手順と平時からの習熟が必要となる。災害発生時の検査は，複数患者の同時搬入，情報の錯綜，少ないスタッフという劣悪な環境で行われ，混乱をきたす病院状況下において迅速性・正確性を両立させるためには，必要最小限の検査項目を選択することと優先順位の決定，さらに医療過誤を未然に防ぐためのリスクマネジメントの構築が重要な課題となる。また，災害発生時における最前線の医療現場では，発生直後から臨床検査が活用されることは希であるが，これは災害医療現場における臨床検査が不要であるという意味ではなく，被災者の救命を最優先したトリアージを行うことが，その初期目的であるからである。過去においても，未来においても各種の災害を回避することは事実上不可能なことであり，医療需要（傷病者数に対する医療対応能力）のシミュレーションと訓練は，今後も必要不可欠である。したがって，災害時の検査業務においても，できる限り simple & minimum に構成することが重要である。

災害とは

　災害とは，被災地域の対応能力をはるかに超えた事態，具体的には大量の医療需要の発生（大量かつ一斉に発生する傷病者）と供給側の能力低下（病院崩壊，

医療従事者の不足など）を意味するもので，「日常の運営システムでは運営不可能」なのが医療における災害である。また，災害と一口に言っても，自然災害・人為的災害・作為的災害（特殊災害）に分けることができるが（**表1**），ひとたび大型の災害が発生すると被災地内では医療施設の崩壊や医療資源の不足・劣化，救急システムの低下，あるいは交通手段が消失するために，「本来なら受けられた医療行為」が受けられなくなるという事態が発生する。

さらに近年，災害における規模が確実に拡大化してきており，次に挙げる4つの原因が考えられる。

第一に「都市化と人口の過密化」であり，第二に「住宅と工場の混在化」ということが，災害の拡大化の要因，背景になっていると思われる。住宅と工場が混在している地域に被害が多いということは，記憶に新しい2011年3月11日に発生した東日本大震災，1995年1月17日に発生した阪神・淡路大震災でも承知のとおりである。わが国において，この2つの大震災は1923年の関東大震災以来の甚大な被害をもたらした。このことを振り返ってみても，人口の過密化や住宅と工場の混在化が災害規模を拡大させることが容易に判断できる。

第三に挙げられるのは，「地下交通網の発達と地下街の商業化」である。日本では1980年8月に現JR静岡駅北口地下街で発生した爆発事故，1995年3月の東京地下鉄サリン事件などが地下街であったため，被害の拡大につながったと考えられている。今後は，深地下の爆発事故の発生が危惧されている。深地下とは30m以上を指すが，ここは閉鎖空間になっているため，ここでの災害発生は大きな危険性をはらんでいる。

第四に「交通の高速化と同時多人数輸送」である。同時多人数輸送とは，新幹線や大型ジェット機などを考えると理解できるが，高速化していると同時に一つの交通機関が非常にたくさんの人を運ぶようになってきている。

表1　災害の分類

1. 自然災害（Natural disaster）
 自然現象によって引き起こされる災害で，予知可能な場合も多い。
 地震・津波・台風・洪水・猛暑・冷害・干ばつなどの広域災害。
2. 人為的災害（Man-made disaster）
 事故，人為的ミスなどによって引き起こされる災害で，予知不可能。
 航空機事故・列車事故・工場爆発などの局地災害。
3. 作為的災害（Intentional disaster）または特殊災害
 災害の拡大を狙った悪質な災害で，予知できることもある。
 テロ・戦争など。

また、この４つに加え、現在のわが国では高齢化社会が進行しており、今後このことが災害規模の拡大に大きく関わってくると推測される。

災害時に病院内で起こる事態の予測

前述の自然災害・人為的災害により病院自身にさまざまな障害が発生する可能性があるため、あらかじめ対策を立てておく必要がある。すなわち、自然災害では建物自体の損壊、地階や低層階の水没、火災などが発生し、その結果、電気・ガス・水道・通信などのライフラインが途絶える。病院内に保管されている廃棄物や燃料、その他の有毒物質、危険物の漏出なども起こりうる。災害時には受診する多数の患者のみならず、安否を気遣う家族や知人、消防や警察、他機関の関係者など、パニックになった不特定多数の人が出入りし混乱が助長される。平日の昼間であれば、患者や職員のほかに付き添い、見舞い客、出入り業者、または各種実習生などを含めると病床数の倍程度の人が病院内にいるのが普通で、大規模地震や病院火災ではこれらすべての人々の避難・誘導・安全管理が必要となる。さらに個々の災害についても、病院機能が日常と同様に維持されている場合と、部分的に維持されている場合、あるいはまったく病院機能が失われている場合がある。この病院機能は、前述した電気・水道・ガス・通信などのライフラインの被災状況により大きく影響されるものである。仮に病院機能が部分的に維持されていたとしても、次に人員確保の問題が浮上する。

「災害時の臨床検査」を考えるとき、このように無数に存在する場面を想定し対策を立てるべきであるが、それは不可能に近いと言わざるをえない。しかし、不可能に近いからと放置しておける問題ではなく、想定不可能な災害に対してわれわれは災害経験者の講演や話、論文などから経験不足を補わなければならない。これに関してこんな報告がある。それは災害を、a) 見たことも聞いたこともない、b) 話に聞いたことがある、c) 似たようなことを経験した、d) 以前に経験した、e) 何回も経験した、というように a) から e) へと経験の度合いが増すにつれ、個々の災害対応能力が二次関数的に上昇するというのである（**図1**）。つまり、われわれは災害に関して絶対的な経験不足ではあるが、数多くの情報を得ることや災害医療訓練を行うことにより、この経験不足を充足させることが可能となるのである。したがって、災害拠点病院に限らず一般病院検査技師が迅速かつ正確な検査データを提供するためには、まず事前に災害時

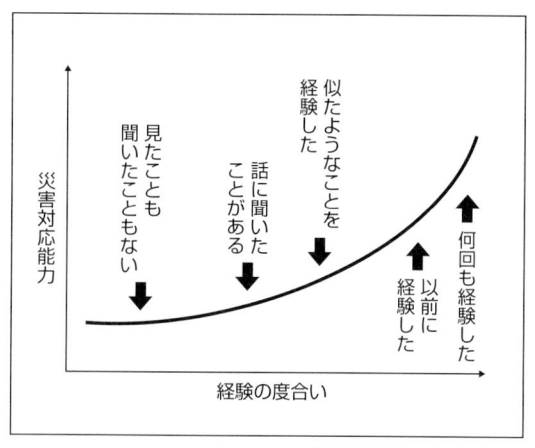

図1 災害疑似体験と災害対応能力

縦軸：災害対応能力
横軸：経験の度合い

左から右へ：
- 見たことも聞いたこともない
- 話に聞いたことがある
- 似たようなことを経験した
- 以前に経験した
- 何回も経験した

マニュアルを作成することと，何よりも実践を想定した訓練を行うことが重要である。

災害発生に伴う疾患構成の経日的変化

　災害に備えるためには，あらかじめ災害の特徴をよく理解しておくことが重要である。例えば，死者が多数発生するのは地震と津波，外傷患者が多数発生するのは地震である。また，地震などの大規模自然災害では，外部からの本格的な救援が入る前の一定期間，被災者自身あるいは被災者同士が自ら助かるための努力をする時間が存在する。

　この自助努力を求められる期間と，探索・救出・救助の期間は，建物や設備の崩壊，病院職員自身の被災などの理由で病院機能は著しく低下する。一方，災害発生直後（テロの一部を除く）は，挫滅症候群（クラッシュ症候群）や熱傷を含む外傷患者を中心とした傷病者が大量に発生する。これらの傷病者に対応するために主として救急医療や外科診療の需要が高まり，前述した「患者数（医療需要）＞診療能力」という著しいバランスを欠いた状態が生じ，また災害に伴う大量の死者（遺体）が発生するのが急性期の特徴である。

　災害発生後には，自宅の損壊や二次被害を避けるために大勢の被災者が体育館や学校の校舎などに避難し，平時とはまったく異なった環境下での避難所生活を余儀なくされる。避難所での生活環境は厳しく，精神的負担などから睡眠

不足が続き,交感神経が緊張状態となり,血圧の上昇を招いたり,脱水などから血液が固まりやすくなり,脳卒中や心筋梗塞の原因となりかねない。さらに食事はおにぎりやパンが中心で,十分な栄養状態とはいえず,免疫力の低下からインフルエンザや感染性胃腸炎,食中毒などの感染症も発症しやすい。東日本大震災では,魚介類の保存施設が津波により崩壊し,冷凍保存品が散乱,さらに腐敗にまで及んだため悪臭とハエが大量発生した。ハエは,病原性大腸菌O-157や鳥インフルエンザウイルスといった感染性病原体を媒介しているとの報告もあり,被災地ではハエによる病原体の媒介が集団食中毒の発生につながらないか危惧された。また瓦礫の撤去や家屋の片づけの際,乾燥したヘドロが空気中に舞い,細菌や化学物質を吸い込むことで肺炎を発症するおそれも指摘されている(**表2,表3**)。さらに,避難所生活に馴染めず自家用車内などの身動きがとりづらい環境下で生活を続けてきた被災者のなかには,肺塞栓症いわゆるエコノミー症候群を発症することもあった。東日本大震災では,発生当日の深夜には気温が氷点下まで下がり,被災者はライフライン途絶下,狭いビニー

表2 災害被災者に関連した感染症・疾病

救援の要素	疾病メカニズム	特徴的な疾患(例)
避難所	混乱,混雑	インフルエンザ,感冒
飲料水	汚染	下痢
食料品	幼児食,古い食品,ストレス過食	食中毒,寄生虫
易感染者(高齢者)	免疫不全	結核,肝炎
疾病保持者の参加	細菌,ウイルス,寄生虫	結核,インフルエン,寄生虫
抗生物質	過剰投与	耐性菌

表3 大災害後の感染症

年	被災地	災害	感染症
1907	サンフランシスコ(米国)	火災	ペスト
1918	ダルース(米国)	森林火災	インフルエンザ
1963	ハイチ	ハリケーン	マラリア
1976	フリウリ(イタリア)	地震	サルモネラ
1979	ドミニカ	ハリケーン	チフス,肝炎,麻疹
1983	ポパヤ(コロンビア)	地震	肝炎
1982	エクアドール	洪水	マラリア
1995	神戸	地震	インフルエンザ

ルハウスや自動車内に石油ストーブや練炭を持ち込み寒さをしのいだが，その結果多数の一酸化炭素中毒患者が発生した。このほか，持病（糖尿病や喘息，要透析患者など）の悪化などによる患者が増加することも忘れてならない。このように災害の急性期に比べて内科系患者を中心とした医療需要が高まる。このような期間は，災害発生後おおむね1〜3週間後から続き，急性期に続く災害の亜急性期ということができる（**図2**）。

ここでのポイントは，災害発生直後の急性期から亜急性期にかけて，診療内容が外科系診療中心から内科系診療中心に移行するため，臨床検査内容もそれに従い変更しなければならないことである。

災害時における JATEC の習熟と活用

災害被災者の出血源の検索は，ライフラインなどに問題がなく病院機能が正常に維持されているときはコンピュータ断層撮影装置や超音波診断装置などにより行われるが，災害により病院自身や個々の医療機器に影響が及び出血源の検索が困難と判断された場合は，バイタルサインや担当医の経験などにより総合的に判断され，出血源未確認のまま救命処置（対症療法）が施される。また，

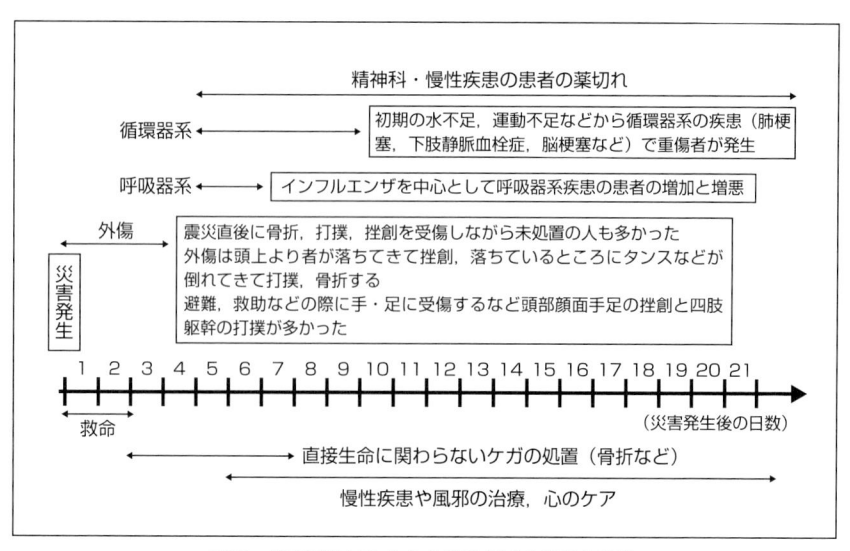

図2　災害発生にともなう疾患構成の経日的変化

この救命処置においても前述のように災害時では平時と異なり，医療資材の需要と供給のアンバランスが生じるため，限られた医療資材は効率的かつ適切な使用が余儀なくされる。つまり，災害時の「できるだけ多くの救命」という概念から医療資材の効率的かつ適切な使用を考えると，医療資材が不足しがちな災害直後の治療は，その行為により救命の可能性が高い被災者から優先的に治療(医療資材の使用)が行われる。したがって，出血性ショックの回避目的で使用される点滴セットや輸血用血液も日常の使用と異なり，使用の是非を迅速かつ慎重に判断しなければならない。

　前述したが，災害では大地震や風水害，交通機関の大事故，大火災や爆発事故などにより多数の外傷患者が発生すると推定される。しかし，日常でも重症外傷患者や多発外傷患者，また複数の外傷患者に有効な医療を迅速に行うことは簡単なことではなく，多数の患者が同時に発生する災害時には外傷診療は極めて困難となり，その場しのぎの診療ではとうてい良好な結果は望めず，科学的根拠にのっとった合理的な診療手順と平時からの習熟が必要となる。そのためには，まず外傷初期対応法の代表的な存在であるJATEC(Japan Adovanced Trauma Evaluation and Care：外傷初期診療ガイドライン)を理解することが必要不可欠である。JATECには，外傷患者1人を対象として医師による病院搬入後1時間の初期対応手順がプログラムされており，これを災害時に応用することで大きな効果が期待できると考えられている。したがって，われわれ検査技師もこのJATECに沿った災害時検査体制のあり方を考えるべきである。

　災害医療検査や救急検査(急性病態に特化した臨床検査)で重視すべき点は，「緊急度」である。緊急度とは生命を脅かす危険性の強度であり，時間的な要素を重んじた尺度である。また，緊急度は生理学的徴候から病態を把握することにより得られるものである。このことを簡単に説明すると，人は，大気中の酸素を気道から肺(ガス交換)に取り込み，心臓のポンプ作用(循環)により全身に酸素を供給する一連の仕組みにより生命を維持している。特に脳(中枢神経)への酸素供給が維持されることで，呼吸の命令(自発呼吸)と体温保持が発せられ，呼吸・循環を介する「生命維持の輪」が形成されている。酸素の流れ道を上流(外気)から下流である細胞(便宜上，脳細胞とする)までを線で結ぶと，気道・外呼吸・循環の生理学的機能の順になり，結果として中枢神経の機能が保たれる。したがって，観察と蘇生の順番は，気道の開放(A：Airway)，

呼吸 (B：Breathing), 循環 (C：Circulation) となる。外傷では, 呼吸・循環の評価に加え頭蓋内損傷を疑う観察が必要である (D：Dysfunction of CNS)。また, これらと並行して全身を露出し観察を進める作業 (E：Exposure), さらにその際, 低体温を回避する努力が必要となることもありうる (E：Exposure & Environmental control)。この頭文字を組み合わせると, ABCDE となり, 外傷初期診療の Primary survey (PS) としている。したがって, 外傷患者を観察し緊急度や重症度を評価する最も重要な指標として生理学的徴候, すなわち「ABC アプローチ」が用いられている (**図3**)。この ABCDE は, どの部分 (特に ABCD) が障害を受けても直ちに生命維持が困難になる。したがって, この ABCDE が障害を受けた場合は, 瞬時にこの連鎖を立て直す努力をしなければならず, 災害医療検査の優先順位も酸素の流れに沿った項目が優先されるべきである。

次に, PS により生命危機を脱していることを必要最低条件に Secondary survey (SS) に移行するが, この段階では, 各身体部位の損傷および病変を検索 (解剖学的徴候の把握) し, 病態把握・鑑別診断・根本治療の必要性を決定しなければならないので, 担当医が必要と思われる検査項目を処理すればよい。この段階での検査は, 生命の安全を確認したうえでオーダーされる検査であるため, 生命危機の点から考える優先順位にこだわることはない (**表4**)。

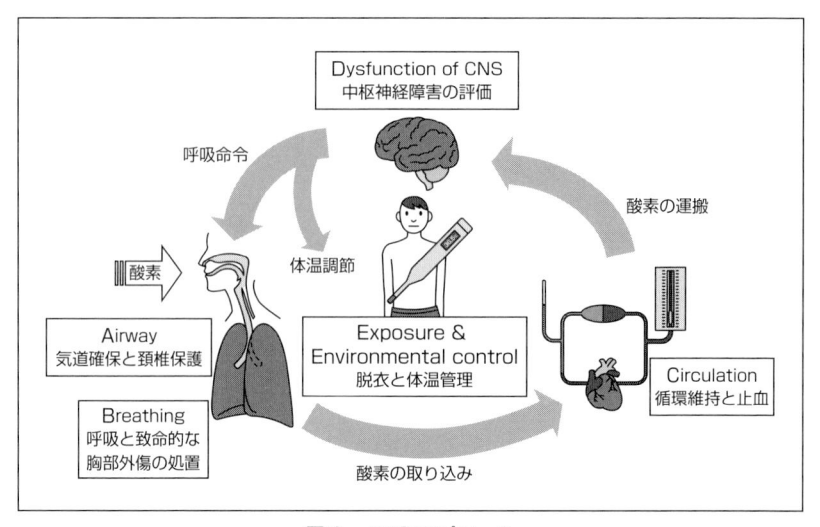

図3 ABC アプローチ

表4 Primary survey（PS）と Secondary survey（SS）

	PS	SS
目的	・生命危機の察知 ・蘇生の必要性の判断	・すべての損傷の検索 ・根本治療の必要性の決定
アプローチ	生理学的	解剖学的
適応	すべての外傷患者	PSが完了しバイタルサインが安定した患者
省略	不可	初療機関では省略されることもありうる

　ここでのポイントは，PSにおいての検査項目と方法を日常よりしっかり認識しておくことである。

災害医療現場における臨床検査の役割

　災害発生時の検査は，複数患者の同時搬入，情報の錯綜，少ないスタッフという劣悪な環境で行われ，混乱をきたす病院状況下において迅速性・正確性を両立させるためには，必要最小限の検査項目を選択することと優先順位の決定がキーポイントである。また，重大な医療過誤としてABO異型輸血があるが，災害医療ではこれまで述べてきたように，その可能性はさらに高くなることが予測され，血液型検査システムと輸血直前の確認方法の構築が必要である。したがって，災害医療における検査業務はできる限りsimple & minimumに構成することが重要である。また，災害発生直後の現場における医療活動の中心は，外傷・出血の有無・意識障害の程度の確認などであり，止血処置や輸血・輸液などが行われる。傷病者に対する治療の原則は，トリアージの優先度に従い救命のために必要最小限の処置を速やかに行い，合併損傷を起こすことなく後方医療施設への移動に十分耐えうる状態にすることである。そのためには，気道の確保と脊椎の固定，呼吸の補助，循環の維持，外出血のコントロールなどが行われる。

　例えばこのようなときに，臨床検査技師は検査室で検体が提出されるのを待っているのではなく，積極的に患者搬入口に出向き，自ら患者のトリアージタグの色が赤色なのか黄色なのかを確認し，赤色であれば血液ガスの採血準備とともにFAST（Focused Assessment with Sonography for Trauma）の準備も忘れてはいけない。また，患者の移動や衣服の脱却，検査の準備などを手伝いながらも，救急救命士や救助隊などが担当医師に伝える患者情報を収集し，

どのような場所や状態で救出されたのか，また搬送中のエピソードなどを知ることは，検査の優先順位や項目の選択，輸血の有無に役立つほか，クラッシュ症候群の早期絞り込みにも寄与する可能性がある．次に，災害発生直後の被災患者(赤／黄トリアージタグ)に必要な検査項目を minimum に列挙する．

- **PS 期(ABCDE アプローチ確認時)**
  血液ガス分析（AB の確認），FAST（胸腹部の出血有無の確認），電解質（特に K：クラッシュ症候群），血算（C の確認），血糖／乳酸（代謝異常と虚血の確認），血液型（緊急輸血に対応）などが必要最低条件項目であると思われる．このほか，D ダイマー（深部静脈血栓症），心筋マーカー（急性心筋梗塞），尿素窒素／クレアチニン（腎機能の確認）などが加えられると，よりいっそう良いと思われる．
- **SS 期(生命危機を脱している)**
  PS 期検査に加え，インフルエンザ・大腸菌（ベロ毒素関連）・プロカルシトニンなどの各種感染症関連検査，CPK／ミオグロビン（クラッシュ症候群の重症度確認），CRP（炎症マーカー）などである．

以上，災害発生直後の被災患者に必要な検査項目を示した．災害医療現場に応じた臨機応変な検査の組み立てができる知識と技術が必要である．それには，まず検査機器・試薬の特徴をよく知っておくことである．電気・水といったライフラインの確保がどこまで必要な検査か，温度や湿度の変化にどこまで耐えうるかといった知識が必要である．

一般に現在の検査機器・試薬は，環境の整った医療施設での使用を想定しており，災害現場での使用は想定されていない．したがって，おのずと限界があり，この限界を熟知していないと誤った検査データを提供することになる．これらの問題解決策として，災害医療現場における POCT 対応機器・試薬の使用が，今後の災害医療対策に大きく貢献できると考えている．その主な理由として，①災害現場で検査が実施でき，病態の診断に瞬時の判断が要求される医師の手助けとなる，②災害現場において，電気・水などのライフラインが途絶えたとしても必要最小限の検査が行える，③迅速性・簡便性・反復性を備えている，④システムがコンパクトで検査実施に大きな面積を必要としない，⑤使用する試薬が室温で保存可能，などである．しかし，すべての場面に利用できるわけではないので，測定結果に影響を与える環境要因に留意することを忘れてはな

表5 災害被災地の医療環境

- 建物の倒壊や壊滅
- 電気・水道・ガスなどの供給システムの崩壊
- 交通網の断絶による物流の停止，被災地の孤立化
- 通信手段の破壊による情報発信・収集の機能停止
- 自家発電の活用不能
- 特に避難所トイレなどの衛生状態の悪化
- 余震，津波，原発事故による放射線の影響
- 気象状況（気温，降雪，降雨）
- 健康被害：外傷，呼吸器疾患，腸管感染症など

らない（**表5**）。

ここでのポイントは，電気・水といったライフラインの途絶を想定しPOCT対応機器・試薬の選択を普段から心がけ，その使用方法なども平時から熟知しておくことである。

まとめ

本節では，災害発生に伴う疾患構成の経日的変化と臨床検査について述べた。本文でも述べたように，災害や災害医療と臨床検査の関わりについて書かれているものは，ほとんど見当たらないのが現状である。したがって，各医療機関において臨床検査用の災害マニュアル作成時に，何らかの形で役に立てば幸いである。災害医療は複数患者の同時搬入，情報の錯綜，少ないスタッフという劣悪な環境において起こりうる医療であり，業務はできる限りsimple & minimumに構成することが迅速かつ正確な検査情報を提供するために有効である。

今後も南海トラフ地震や首都圏直下地震に限らず，各種災害がわれわれ人類に対して容赦なく刃を向けてくるであろう（**図4**）。しかし，いざ災害に遭遇したときにJATECに沿った臨床検査が実施できるようになるには，日常検査における実践と習熟が必要である。「災害時には日ごろできることしかできない」という言葉を改めて認識してもらいたい。さらに，災害の種類や規模により，今後も画一的なパターンで支援が望まれるとは限らない。支援物資（機器・試薬）を調達できたとしても，それを必要な場所に，必要なタイミングで供給できる物流システムのノウハウも必要になってくるだろう。災害現場の最前線での活動は，後方支援部隊のバックアップによって成立していることを忘れてはなら

（8）　2013年4月1日（月曜日）　THE MEDICAL&TEST JOURNAL　（第3種郵便物認可）　第1229号

南海トラフ巨大地震

最大入院15万・外来14万人が対応困難

被害想定の2次報告で医療機能に言及

東海・近畿・四国・九州地方の太平洋沿岸部に広がる海溝「南海トラフ」沿いで、"千年に一度"の巨大地震が発生した場合、発生直後に被災地で対応が難しくなる患者数は入院で最大15万人、外来で最大14万人と推計されることが分かった。内閣府の防災対策推進検討会議「南海トラフ巨大地震対策検討ワーキンググループ（WG）」が3月18日に公表した被害想定（第2次報告）の「生活への影響」の中に盛り込んだ。

南海トラフ巨大地震をめぐり同WGは、最新の科学的知見に基づく最大クラスの地震を想定し、昨年7月に当面取り組むべき対策などを中間報告にまとめた。同年8月には建物被害・人的被害などの推計を第1次報告として公表。今回は、施設の被害状況などを第2次報告とした。頻度は極めて低いものの、巨大地震・津波により起こり得る事象を「正しく恐れる」重要性を強調。行政関係者だけでなく、個別の施設管理者、民間企業から個人に至るまでが防災・減災対策について具体的な検討をする材料と位置付ける。

医療機能の被害想定は「生活への影響」の中で取り上げた。同WGは、▽重傷者や医療機関で結果的に亡くなる者、被災した医療機関からの転院患者を入院需要▽軽傷者を外来需要－とした場合、「発生直後」に入多く発生するものの、燃料を含む移送手段、移送先の確保・調整が困難になるとしている。

「おおむね1日後～数日後」の医療機能については、相当数の医療機関で医薬品不足が発生し、断水・停電が継続し、例外はあるものの多くの人工透析患者で治療の継続が危ぶまれる事態に陥るとした。

主要な防災・減災対策のうち予防対策では　医療機関を含む建物・施設の耐震化とともに、医薬品の備蓄を充実させる必要性を明記。応急・復旧対策としては、①医薬品の調達、供給スキームの見直し②災害拠点病院などでの非常用発電機の確保など③傷病の種類に応じた広域的な患者受け入れ体制の確保－といった項目を示した（表）。

報告書は、その他の被害として被災地の避難所で特別なケアを必要と万人▽精神障害者は約6万～12.6万人▽妊産婦は約3.7万～8万人▽難病患者は約1.3万～2.7万人－などとの推計を示した。

その他の被害では「震災関連死」にも触れ、震災直後は、津波による低体温症や日常的な治療が困難になることによる死者が発生。数日後までに、狭い場所で生活をしたことによる静脈血栓塞栓症、トイレの回数を減らした高齢者らの脱水症、強いストレスによる慢性疾患の悪化といったケースにより死者が出るとしている。さらに1カ月後～1年後以降では精神的なストレスからの自殺にも言及した。

▶東日本大震災基に推計

同WGは、東日本大震災の被災状況と復旧推移を基に、一部は阪神・淡路大震災も踏まえて想定を行った。援護者、震災関連死）などで構成。時間軸ごとの被害の様相と主な防災・減災対策を記述している。

南海トラフ巨大地震の被災地は北海道と東北を除く40都府県に及ぶとした。全体の様相では「発災直後」の建物や人的被害について、地震の揺れにより約62.7万～134.6万棟、津波により約13.2万～16.9万棟が全壊。大規模火災では約47万～75万棟が焼失するとした。死者は約3.8万～5.9万人（地震）、約11.7万～22.4万人（津波）、約2600～2万2000人（火災）－と膨大な数に上ると推計している。

時間軸は発災直後のほか「発災当日から翌日、2日後」「3日後」「1週間後」に分けた。発災翌日の生活への影響では中京・京阪神都市圏で約320万～380万人の帰宅困難者が発生。1週間後には、避難所での待機者が約240万～500万人で最多となる

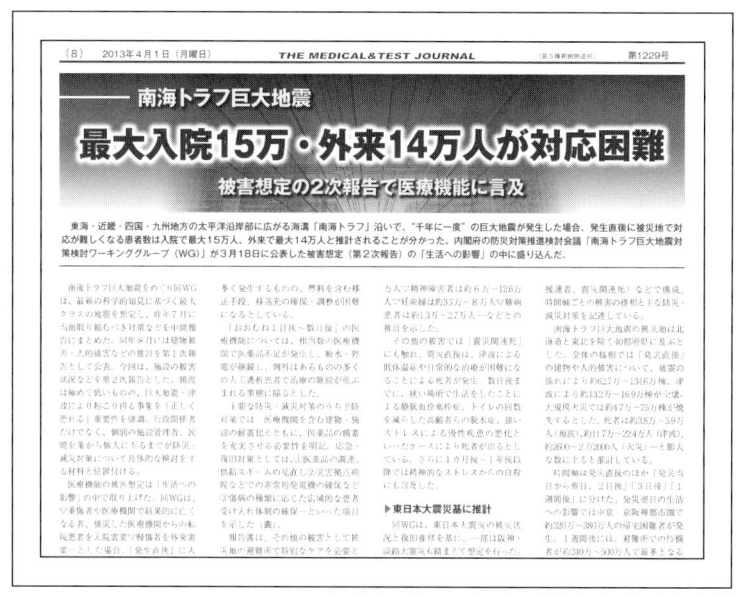

図 4　南海トラフ地震の二次被害想定

ない。現場での情報錯綜はつきものであると考え，さまざまな組織間の情報共有に努め，バリエーションに対応することが重要となるであろう。災害現場での臨床検査の実施は，まさにチームプレー・総合力の結実なのである。

参考文献

1) 日本外傷学会，日本救急医学会 監修：改訂第 4 版 外傷初期診療ガイドライン JATEC，2012，へるす出版

2) 〆谷直人，松尾収二 監修：災害医療と臨床検査 —診療現場での簡易型迅速検査を中心に—，2008，宇宙堂八木書店

3) 日本救急検査技師認定機構，日本臨床救急医学会 監修：救急検査指針 —救急検査認定技師テキスト—，2013，へるす出版

4) 日本臨床検査医学会，東日本大震災対策委員会 編：東日本大震災における臨床検査支援活動 —記録と提言—，2012

2-13 在宅医療の検査

日本臨床検査自動化学会 POC 技術委員会
神戸常盤大学保健科学部 医療検査学科　坂本 秀生

はじめに

　平成 18 年度に診療報酬と介護報酬が同時に改定され，在宅医療が評価されるようになった。それ以来，在宅現場へ持ち運びが容易である POCT 対応機器や使い捨て型の体外診断薬(IVD 試薬)を用いた在宅医療への期待が高まっている。さらに厚生労働省では省内に「在宅医療・介護推進プロジェクトチーム」を設置し，在宅医療・介護を関係部局で一体的に推進している。具体的には，平成 25 年度からの 5 カ年の医療計画で「在宅医療について達成すべき目標，医療連携体制等」を明記し，在宅医療の法的位置づけを含め，医療法改正について検討中である。また，診療報酬と介護報酬を平成 24 年度にさらに同時改定し，在宅医療・介護を重点的に評価している[1]。

　本節では，筆者が在宅看護に関わる看護師とともに，神戸常盤大学の研究倫理委員会の承認を受け，全国の訪問看護ステーション施設長を対象に在宅療養者に対する検査の実施状況，POCT の認知度・実施状況について調査した研究結果の概要も交えながら，日本国内の在宅医療分野における POCT の可能性と役割について述べる。

在宅医療現場での区分

　発熱や怪我など，患者からの依頼を受けて向かう往診と区別し，治療計画に基づいて定期的に患者の居宅を訪問することが訪問診療であり，在宅医療では定期的な訪問診療が基礎となる。定期的訪問診療の在宅医療現場は，大きく「急性期」，「慢性期」，「終末期」に区分される。このなかで終末期では，疼痛コントロールや在宅ホスピスが主となり，患者に異変が生じた際に居宅から直ちに医療機関へ移送することが多く，在宅医療現場で臨床検査をする必要性は高くないとされる。その一方で在宅看護の現場では，在宅療養者の変化を把握して

対応する,療養者の状況を主治医と共有するなど,POCTの活用可能性は広いとの報告もある[2]。

在宅医療に携わる医師を増やし,療養病床が在宅医療の拠点として転換する場合の転換先の一つとなることも目的とし,厚労省が平成18年に在宅療養支援診療所制度を設け,24時間体制の往診や急変時の入院先の確保など,一定の基準を満たすことが必要となっている[3]。この在宅療養支援診療所と連携して,訪問看護ステーション,デイケアセンター,訪問介護事業所,居宅介護支援事業所などがネットワークを組んで在宅療養支援拠点を形成し,いざというときに病院や老人保健施設などとさらに連携を取り,在宅医療を支えることを厚生労働省はイメージしている(**図1**)。

訪問看護ステーションでの臨床検査

筆者が行った訪問看護ステーションにおける臨床検査に対する調査によると,約7割の訪問看護ステーションで利用者に臨床検査へのニーズがあること

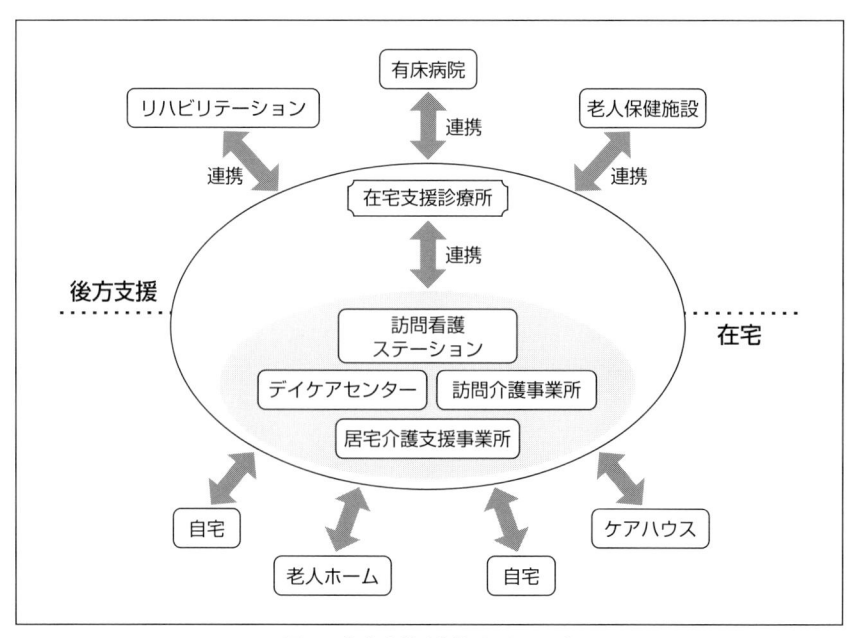

図1　在宅療養支援拠点イメージ

がわかった。臨床検査は，利用者の状態変化の確認や感染症の有無などを確かめるために行われており，その多くが血糖や血液生化学，CRP などの検査であった。訪問看護ステーション利用者での臨床検査の必要性を図2に示すが，現時点で検査を必要とする利用者は，「ほとんどに必要」と「まあ必要」をあわせると約 7 割となり，在宅医療の現場で定期または不定期に臨床検査を必要とする者が多くいることがわかる。

実施している検査は図3のような項目であり，基本的な検査種類とともに，ターミナルケアのがん患者や在宅酸素の利用者への検査ニーズがあることが垣間見える。

臨床検査の頻度は「不定期」(25.0％)が最も多く，「月に 1 回程度」(24.0％)，「週に 1 回程度」(13.1％)と続き，1 週間内に 2〜3 回実施している場合もあり，在宅で臨床検査を必要とする間隔に大きなばらつきがあることが推察される。

在宅現場での POCT

在宅医療の最前線である訪問看護ステーションで働く方々への POCT の認知度は「聞いたことも見たこともない」が 7 割を占めて最も多く，「現在使って

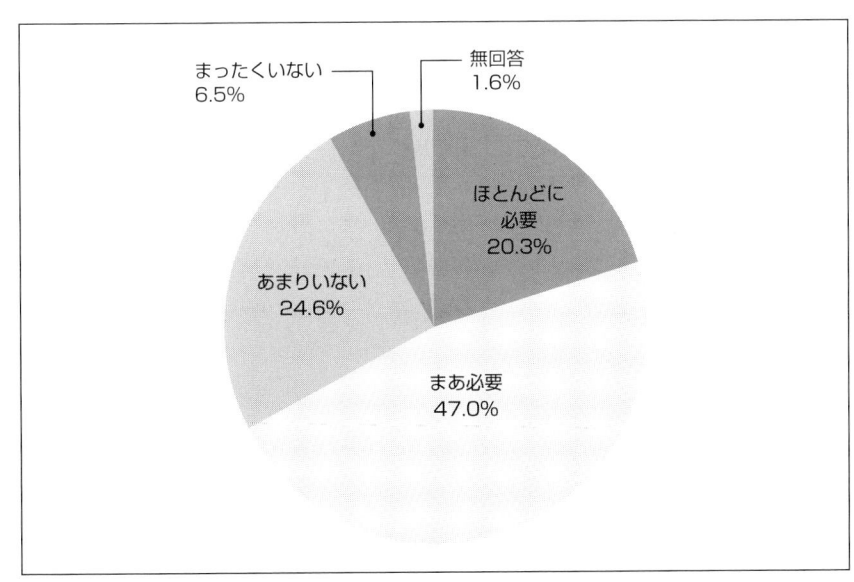

図2 訪問看護ステーション利用者における臨床検査の必要性

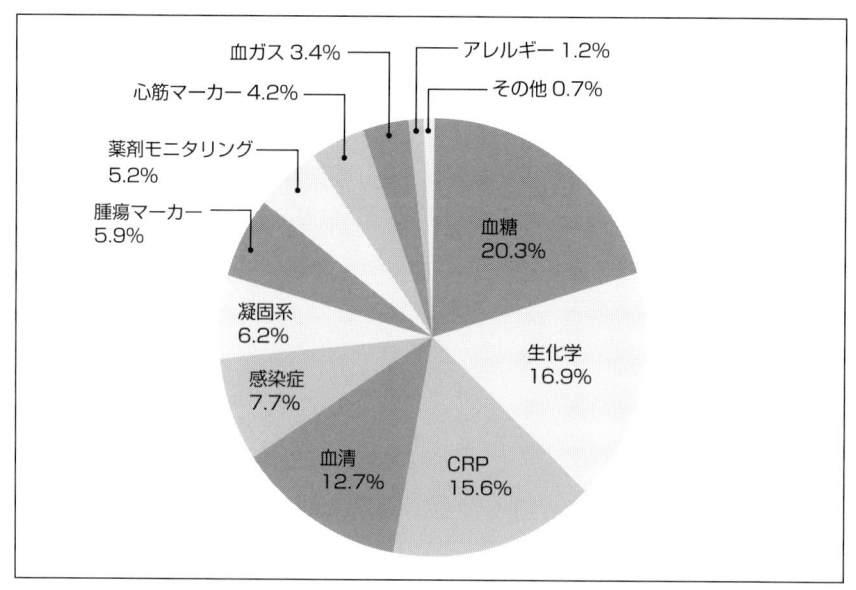

図3 訪問看護ステーションで実施している臨床検査

- 血糖 20.3%
- 生化学 16.9%
- CRP 15.6%
- 血清 12.7%
- 感染症 7.7%
- 凝固系 6.2%
- 腫瘍マーカー 5.9%
- 薬剤モニタリング 5.2%
- 心筋マーカー 4.2%
- 血ガス 3.4%
- アレルギー 1.2%
- その他 0.7%

いる」と「これまでに使ったことがある」とをあわせた具体的な使用経験がある者は1割にも満たなかった。POCT利用希望の有無では，「どちらとも言えない」との回答が最も多いものの，「あまり使いたくない」および「まったく使いたくない」をあわせた『使いたくない』とする，否定的な回答は約1割であり，単にPOCTによる検査方法に関する認知不足という可能性も否定できない。

POCTの利用について，「まったく使いたくない」と答えた以外の回答者に対して，POCTをどのような場面で使ってみたいか質問したところ，**表1**のような項目の希望が多かった。

表1 在宅医療現場で用いたいPOCT

項目	比率
炎症症状の確認	26.2 %
感染症に確認	21.6 %
脱水症状の確認	19.8 %
血糖値	15.8 %
電解質バランス	14.2 %

実際にPOCT利用経験のある者の回答では，利用場面は「血糖値の変化が疑われる場合」が約7割で最も多く，「感染症が疑われる場合」(15.9%)が続き，「炎症症状が見られる場合」(6.8%)，「電解質のバランスの崩れが疑われる場合」(6.8%)の2つが同数であった．血糖値の測定がPOCT利用の中心であるが，表1に挙げた項目が実際に利用されていることが理解できる．

POCTを在宅医療の現場で利用する際の課題

　尿コップへの採尿など非侵襲性の行為であっても，臨床検査となると医師の許可が必要である．在宅医療の場合には医療施設外での行為であるから，医師の指示を即座に得る体制が整えられる，または事前に指示を得ていれば，POCTを有効利用できる．

　現時点ではPOCTの認知，利用は多くないが，潜在的な需要はある．つまり，POCTの啓発活動を院外にも広めれば，さらにPOCTを有効利用できる場があることを意味する．その際，重症度の高い療養者でも在宅地域において生活を継続できるよう，療養者中心の医療ケアを提供するため，客観的なケアを提供できるように心がけることが必要である．

　すなわち，POCTを測定道具として扱うのではなく，臨床検査結果を用いてより良い医療を提供するため，在宅医療の現場でもPOCTをシステムとして利用できるよう確立することが大事である．その具体的な方法として，携帯可能なPOCT対応機器を実際に持ち運んで検査を行う，移動型健康管理モデルの研究もなされた[4]．在宅医療現場におけるPOCTの有効利用方法が今後も提唱され，その有用性が認知されれば，POCTが在宅医療現場でさらに活用されるだろう．

謝辞：内容の一部は，勇美記念財団の在宅医療助成（2009年度），および文部科学省の「私立大学戦略的研究基盤形成支援事業」(2010～2012年度)によって行った．

文献

1) 厚生労働省：在宅療養支援診療所について (http://www.mhlw.go.jp/shingi/2007/03/dl/s0312-11e_02.pdf, 2013年9月現在)

2) 畑吉節未：POCT が創出する新たな在宅看護像．コミュニティケア，14（1）：57-62，2012
3) 厚生労働省：在宅医療の推進について（http://www.mhlw.go.jp/seisakunitsuite/bunya/kenkou_iryou/iryou/zaitaku/index.html，2013 年 9 月現在）
4) 坂本秀生：POCT を用いた移動型健康管理の可能性．医療と検査機器・試薬，35（2）：159-162，2012

第3章

POCTの精度保証

第3章　POCTの精度保証

日本臨床検査自動化学会 POC 技術委員会
独立行政法人 産業技術総合研究所 計測標準研究部門 バイオメディカル標準研究室　桑 克彦

はじめに

　POCTの精度保証とは，POCT対応機器・試薬を用いた検査が，当該のPOCT対応機器・試薬のメーカーによる標準操作手順に従って適切に実施され，かつ測定結果が妥当であることを確認するものである。すなわちPOCTの一連の検査プロセスについての品質（クオリティ）を管理することであるため，POCTのクオリティマネジメントともいう。

　POCTの精度保証については，POCTガイドライン第3版[1]に「第11章 検査データの保証」として記載されている。このガイドラインでは，第1版より「精度保証をするには，単に精度管理だけではなく検査に関わるすべてのプロセスを総合的に管理する必要がある」と記載がされているように，検査前（検体の依頼から試料の測定まで）から検査後（測定結果の利用まで）についても管理していくことが重要であるとしている[2〜4]。

　POCT対応機器・試薬は，IT技術を用いて測定技術を集約化したものであることから，限定された検査内容としてメーカーによって設定されているものである。したがって，メーカーが指示した標準条件で実施することが必須である。このことから検査の目的に合致したPOCT対応機器・試薬の選択と性能の確認が重要となる。

　本章では主に定量検査用のPOCT対応機器・試薬を対象として，POCTのクオリティマネジメントの要求事項についてまとめた。

POCTのクオリティマネジメント

POCTのクオリティマネジメントの5W1H

Who（だれが）

　POCTを実施するのは医師や看護師が大部分である。したがってPOCTのクオリティマネジメントは，測定する診療現場のスタッフが適切に運用できるように，POCコーディネータや検査技師が実施も含めてフォローする形が必須である。

When(いつ)

POCTのクオリティマネジメントは，検査室検査のクオリティマネジメントとは異なり，内容が限定されることから，毎回の検査ごとではなく一定期間ごとの実施となる。

Where(どこで)

診療現場で行うのが原則であるが，ポータブル型の場合などは，診療現場の病棟や外来から検査室に持ってきて行うこともある。

Why(なぜ)

医師や看護師は，その専門性から，検査のクオリティマネジメントについては把握していないのは当然であるし，ましてや非常に緊迫している救急医療の現場などでは専念業務ではない。POCTは検査室外検査であることから，検査室検査におけるクオリティマネジメントの枠のなかで扱う。

What(何を)，How(どのように)

クオリティマネジメントは，POCT対応機器・試薬の測定原理などによって大きく異なり，まったく行わない(行えない)ものから検査室と同様に行えるものまである。基本的にはセンサーチップや試薬カートリッジなどの試薬を用いたものは，ロットや保存している容器(箱)単位での確認が必要になる。また，血液ガスや生化学検査用のカセット，カード型のカートリッジなどでは，内部校正を行う形で精度保証をしているものもある。定量用のPOCT対応機器・試薬では，当該メーカーが専用のQC試料を準備しているので，これを指示どおりに実施する。イムノクロマト法では，検体と同時に測定物質(抗原など)をクロマト展開後，抗原抗体反応させて確認することが必要である。

▶ POCTのクオリティマネジメントの内容

POCTのクオリティマネジメントの作業

POCTのクオリティマネジメントの作業例を**図1**に示した。POCTのクオリティマネジメントの作業は，POCTのクオリティマネジメント委員会を組織し，この委員会で実施するのがよい。具体的な実施担当者は，POCコーディネータあるいは検査室の検査技師が最適である。

第3章 POCTの精度保証

```
┌─────────────────────────────────────────────────────────┐
│                  POCTクオリティマネジメント委員会                │
│                              │                             │
│  ● POCコーディネータ    ● POCT対応機器・試薬の選択            │
│  ● 検査室／検査技師  →  ● POCT対応機器・試薬の保守管理(定期点検) │
│                         ● POCT対応機器・試薬の内部精度管理      │
│                         ● オペレータの教育・訓練              │
│                         ● 検査に関する関連情報（基準範囲，緊急異常値） │
│                                                              │
│                         クオリティマネジメントの要求事項        │
│                    →    ● 検査前プロセス                    │
│                         ● 検査プロセス                      │
│                         ● 検査後プロセス                    │
└─────────────────────────────────────────────────────────┘
```

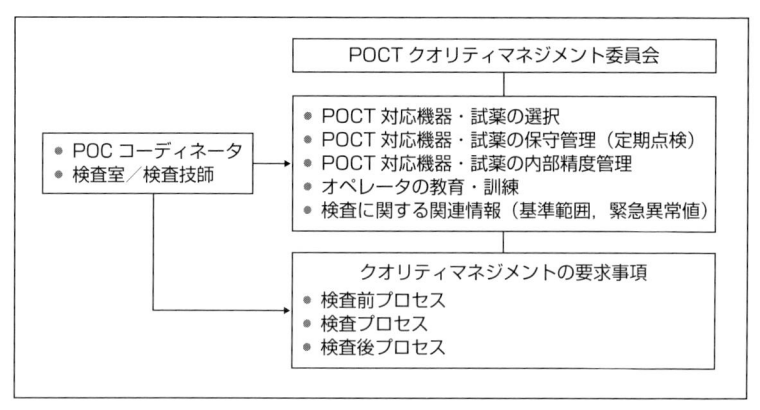

図1 POCTのクオリティマネジメントの作業例

POCTのクオリティマネジメントの作業内容は，POCT対応機器・試薬の選択，定期点検による保守管理，内部精度管理，オペレータの教育・訓練，基準範囲や緊急異常値の検査に関する関連情報の提供などである。そして図1のクオリティマネジメントの要求事項については，検査前プロセス，検査プロセス，検査後プロセスのそれぞれについて存在する。

このうちPOCT対応機器・試薬の選択については，そのチェック内容の例を**表1**に示した[5]。定量検査用において，装置因子としては，誤操作のフォロー（fail safeなど），電気系統などの機能の自己診断，バッテリー電源，コネクティビティを含めたIT機能などである。測定因子としては，測定範囲，自動校正，センサー

表1 POCT対応機器・試薬の選択チェックリスト内容の例

定量検査用						
名称	測定項目	測定検体種	誤操作のフォロー（fail safe）	機能の自己診断（電気系統など）	電源（バッテリー）	IT機能

測定範囲	自動校正	併行精度（チップ間差などを含む）	標準化された日常検査法との相関性	測定値の精確さ	専用QC試料	

定性検査用					
名称	測定項目	検体種	陽性コントロール	感度（検出限界）	診断感度，診断特異度

チップやカートリッジ間差を含めた併行精度，標準化された検査室での日常検査法との相関性，バイアスによる測定値の精確さ，専用のQC試料などの準備状況である．

定性検査用においては，陽性コントロール，検出限界，診断感度および診断特異度などの準備状況である．

POCTのクオリティマネジメントの要求事項

POCTのクオリティマネジメントの要求事項についての内容を**図2**に示した．POCTのクオリティマネジメントの要求事項については，ISO 22870のPOC検査-品質と能力に関する要求事項，およびISO 15189の臨床検査室-品質と能力に関する要求事項によることが適切である[6),7)]．具体的な要求事項は，検査前プロセスとしては，検査依頼，患者の準備および識別，試料の採取，必要な場合は試料の搬送がある．検査プロセスとしては，メーカーによる検査手順の確認，メーカーによるQC試料の測定による内部精度管理がある．検査後プロセスとしては，検査結果の吟味，試料・試薬の廃棄，ITを利用した検査結果の書式化と報告がある．

このうちメーカーによる検査手順の確認として，定量用POCT対応機器・試薬の仕様に関する確認事項と記載例を**表2**に示した．POCT対応機器・試薬の確認事項については，POCT対応機器・試薬の選択チェックリストなどによりすでに選択されているべきであるが，さらに当該のPOCT対応機器・試薬の添

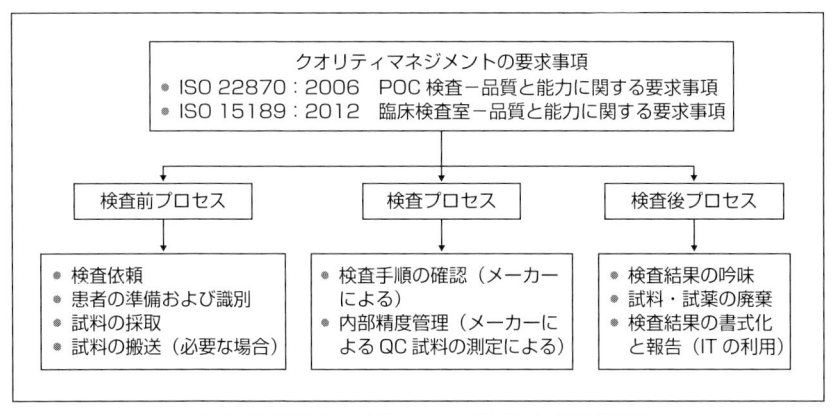

図2 POCTのクオリティマネジメントの要求事項

表2 定量用POCT対応機器・試薬の仕様に関する確認事項と記載例

確認事項	記載例（スタットストリップXP）	
使用目的	血液中のグルコース濃度測定	
測定項目名	グルコース	
測定検体	全血（毛細血管血，静脈血，動脈血）	
使用可能な血液添加物	ヘパリンNa，ヘパリンLi	
必要検体量	1.2 μL	
測定濃度範囲	10～600 mg/dL	
測定時間	6秒	
測定環境：温度	15～40℃	
測定環境：湿度	10～90%	
消耗品の保管と使用期限	バイアル入り専用チップ	開封前：24カ月（室温保存）
		開封後：6カ月（室温保存）
	個包装／パウチ	開封前：24カ月（室温保存）
		開封後：速やかに使用すること
干渉物質	以下の濃度までは影響を受けない（一部のみ記載）	
	干渉物質名	濃度
	ヘマトクリット	20～65%
	溶存酸素	全濃度
	アスコルビン酸	10.0 mg/dL
	ビリルビン	15.0 mg/dL
	クレアチニン	6.0 mg/dL
	尿酸	20.0 mg/dL
	総コレステロール	500.0 mg/dL
	総グリセライド	750.0 mg/dL
	L-ドーパ	100.0 mg/dL
	D-ガラクトース	6.0 mg/dL
	D-マルトース	240.0 mg/dL
機器の保守点検	機器は定期点検すること	
	専用グルコースQC溶液（レベル1～3）を用いた精度管理をすること	

付文書や取扱説明書などにより，その記載内容を確認する必要がある。特に測定に用いる検体種，抗凝固剤の種類（使用する場合），測定範囲，室温などの測定環境，センサーチップやカートリッジなどの消耗品の保管と使用期限，干渉物質，機器の保守点検などについてである。POCT対応機器・試薬の仕様は，メーカーの責任において規格設定されており，かつ維持されているので，この仕様内で実施することが求められる。

また，当該のPOCT対応機器・試薬の測定性能についても確認する必要がある。この測定性能については，当該のPOCT対応機器・試薬の添付文書や取扱説明書などで詳細に記載されていない場合は，当該のPOCT対応機器・試薬のメーカーに問い合わせて確認する必要がある。定量用POCT対応機器・試薬の測定性能に関する確認事項を**表3**に示した。測定性能については，センサーチップやカートリッジ間差も含めた併行精度，センサーチップやカートリッジのロット間差，トレーサビリティをとっている校正基準の標準物質や測定法，バイアスあるいは相対バイアスで表示された測定値の精確さ，標準化された日常検査法との相関性などがある。

　これらの測定性能は，POCT対応機器・試薬を市販するにあたって必須の内容であるので，メーカーは必ず測定性能の基礎データを保有している。また，一部は治験データとしても保有しているか，文献報告がある。基本的にPOCT対応機器・試薬の測定性能をユーザーが試験することは困難であることが多いので，メーカーの保有するデータを入手して確認することが重要である。

表3　定量用POCT対応機器・試薬の測定性能に関する確認事項

確認事項	結果
併行精度(センサーチップ，カートリッジ間差も含む)	試料数(n)
	平均値(mean)
	標準偏差(SD)
	変動係数(CV)
ロット間差(センサーチップ，カートリッジ間差)	±相対値(%)
トレーサビリティ(校正基準の標準物質あるいは測定法)	
測定値の精確さ(バイアイス表示)	測定試料の名称
	測定試料の表示値
	測定試料の測定平均値
	測定試料のバイアス
	測定試料の相対バイアス(%)
標準化された日常検査法との相関性	試料数(n)
	相関係数(r)
	回帰式(y=ax+b)
	標準誤差(残差の標準偏差:Sy/x)

POCTのクオリティマネジメントにおけるITの活用

　POCT対応機器・試薬は，基本的にはITを用いた検査結果などの書式化や報告などに対応できるようにコネクティビティ機能を搭載することが必須とされている。このコネクティビティ機能については，CLSIのガイドラインに従うことが求められる[8]。さらにPOCT対応機器・試薬のクオリティマネジメントの精度管理機能については，POCT対応機器・試薬の当該のメーカーが専用のソフトウェアを準備している。専用ソフトウェアによる精度管理については，POC推進委員会によるPOC技術セミナーの実習でも取り上げられている[9]。これらの専用のソフトウェアの精度管理には，主に定期的な自動キャリブレーション，専用カートリッジの性能確認，エラー情報の確認，専用QC試料の測定結果，LIS/HISとの一元管理などがある。

　POCT対応機器・試薬の選択と使用にあたっては，コネクティビティ機能を搭載し，専用ソフトウェアによるクオリティマネジメントが可能なものであることが必須とされる。

文献

1) 日本臨床検査自動化学会：POCTガイドライン第3版．日本臨床検査自動化学会会誌，38（suppl-1）：25-35，2013
2) 菊池春人：POCTの意義を具現化するための方策 検査データ保証の考え方．臨床検査，54：17-22，2010
3) 菊池春人：シンポジウム：POCTのエビデンスを検証する（1）POCTの精度保証．臨床病理，60：1163-1166，2012
4) 坂本秀生：POCの精度管理を考える 2. POCTの精度管理の重要性．医療と検査機器・試薬，34：593-597，2011
5) 桑克彦：POCTの検査精度．医療と検査機器・試薬．36：138-145，2013
6) ISO 22870:2006 Point-of-care testing (POCT) - Requirements for quality and competence
7) ISO 15189:2012 Medical laboratories - Requirements for quality and competence

8) CLSI: POCT1-A2 Point-of-Care Connectivity; Approved Standard-Second Edition, 2006
9) POC推進委員会：POCの精度管理を考える 7. 実習：POCにける精度管理を考える．医療と検査機器・試薬，34：615-619，2011

第4章

POCTの海外動向

日本臨床検査自動化学会 POC 技術委員会
神戸常盤大学保健科学部 医療検査学科　坂本 秀生

はじめに

　POCT が普及している米国では，1988 年に制定された臨床検査改善規約 (Clinical Laboratory Improvement Amendments of 1988：CLIA '88) に基づき，College of American Pathologists (CAP)，The Joint Commission といった POCT 認定組織が設立された[1]。

　各施設において POCT を実施するにあたり POCT 認定組織による認証が必要とされ，また組織や運用状態に対する定期的な監査が義務づけられている。そのため，多くの施設では POCT に向けた組織を構築し，運用規定を作成した。そのうえで各々の役割分担と責任を明確にし，運用手順書の整備だけでなくトレーニングの実施で測定者の不適切な使用を最小限に抑える試みがなされている。法的要求を満たす POCT 運用システムを確立するだけでなく，効率性・経済性を踏まえた POCT 運用システムを高水準で維持するためには，通信システムを活用できる POCT に適した測定器が必要となってくる[2]。

海外での POCT に対する要求事項

　POCT 測定に対する品質保証・品質管理の要求項目は**表 1** に示したように多岐にわたるが，これらを満たすため，管理責任者や測定者を特定したうえで機器の精度管理を継続的に実施し，また測定データの記載ミスなどの人為的エラーを最小限に抑える工夫が必要となる。そのためには，LIS（臨床検査情報システム）や院内 LAN などを活用し施設内のさまざまな場所で実施される POCT 測定を一括管理するシステムが有効である。通信システムの活用は人由来のエラーである管理の不備を最小限に抑えることで運用システムの確実性を増し，あわせて管理に要する時間や人手を減らすことで経済性の向上をもたらす。

表1 米国におけるPOCTの要求事項

CLIA '88における品質保証要件	CLIA '88の最低品質管理要件
● 患者検査管理 ● 品質管理評価 ● 技能試験 ● 検査結果の比較 ● 患者情報と検査値との関係 ● 人員評価 ● コミュニケーション ● クレーム調査 ● スタッフへのQAレビュー ● QA記録	● メーカーの指示への準拠 ● 手順書の整備 ● 最低半年ごとの較正実施または較正確認 ● 2種類のレベルでのQCの実施（1日ごと） ● 指定された管理手順への準拠 ● 是正措置の実施／記録 ● QC活動の文書化と検査分野に応じた記録保持

POCTに対するThe Joint Commissionの要求事項

- 使用目的（診断・治療・スクリーニングなど）の定義，および確認検査が必要かどうかの指定
- 検査スタッフと検査作業の監督者の特定
- 検査スタッフが適切な訓練を受け，技能を維持していることの記録
- 試料の採取・保存，測定機器の性能・品質管理などを規定した手順書の維持
- メーカーの最低限の症例事項に合致する品質管理チェックシートの定義 適切な品質管理／検査記録の維持

　測定患者の特定や使用した試薬の情報管理にはバーコードシステムが利用されることが多い。機器に備え付けられたバーコードスキャナーで患者や試薬の情報を読み取ることで，病棟測定における情報転記ミスを最小限に抑えることができる。さらに測定者の特定や認証に対してもバーコードシステムが活用されている。測定者として使用方法や注意事項に関するトレーニングを受けた医療スタッフをPOCTシステムに登録し，機器のロックアウトシステム（未登録者は測定が行えないシステム）を用いることで，認証を受けたスタッフのみに測定者を限定することができる。

　通信システムを利用したLISや電子カルテとの接続は迅速な利用にも大きく貢献する。医師が病棟患者の測定データをPC画面や電子カルテ上で随時確認することにより，迅速に治療の指示を行うことが可能になるからである。

POCTの病院外での利用

2012年にプラハで開催されたPOCT国際シンポジウムでは，POCT Beyond the Hospitalとして，POCTの病院外での利用法についてのセッションがあった．具体的には以下の例が報告された．

① イギリスにおける軍隊でのPOCT使用例として，アフガニスタンへ派遣された際の医療チームの紹介
② オランダからは，腎移植を受けた患者のQOLを上げるため，予後観察においてクレアチニンをPOCT対応機器で患者自身が測定し，通院を行わず自己管理できる例
③ ルーマニアからは，スポーツトレーニングの評価に乳酸値をリアルタイムで把握し，選手の疲労管理を客観的に行った例
④ オーストラリアからは，へき地医療を担うために飛行機を利用して，健康診断および初期治療に役立てている例

いずれの報告も，POCTを検査あたりの単価で考慮すると割高になるが，POCTを用いることによる時間的な利点があり，特にへき地での利用では費用対効果が高く，POCTの利用には総合的な経済観念が必要であるとのことが印象的であった．

2013年にシカゴで開催されたアメリカ臨床病理学会(ASCP)総会では，米国政府の依頼を受け，アフリカでのHIVなどの感染症検査にPOCTが有益であるとの紹介があった．

ASCPは米国において，臨床検査全般に関し医師，臨床検査技師，教員が参加する最も大きな団体である．特に2013年度のASCP総会のテーマがBeyond the Labであり，POCT国際シンポジウムで2012年に取り上げたPOCT Beyond the Hospitalと奇しくも近似しており，検査室外の検査の手段としてPOCTに焦点があてられていることからも，国際的な潮流として病院や検査室外での臨床検査に関心が向いている印象を強く受ける．

POCTを利用する検査動向の変化

前述のPOCT国際シンポジウムでの報告では，需要が多いPOCTは感染症，血糖，次いで血液ガス，電解質の順番であるが，2016年には感染症に次いで，心筋マーカー，凝固系検査の需要がさらに拡大するであろうとの予測が報告された。

日本国内におけるPOCTの現状

わが国においては，POCTを実施する際の法的な要求事項や監査機構が確立していないこともあり，通信システムを利用したPOCTの運用は米国に比べて未発達である。現在でも，多くの施設が精度管理や試薬の有効期限管理などが不十分な状態で測定を実施している場合が少なくない。しかし近年では，リスクマネジメントの観点からPOCT対応機器を導入し，将来的に通信を活用した運用システムを構築しようという考えが広まりつつある[3]。

Joint Commission International（JCI）は，The Joint Commissionの国際部門として1994年に設立された米国に本部がある国際医療機関認証機関である。世界中どこでも通用する基準や指標をもとにした「患者安全」，「感染管理」，「医療の質」などに対する審査の妥当性や有効性が高く評価され，これまでに世界90カ国以上の医療施設がJCIの認証を取得している[4]。近年，わが国においてもJCI認証を取得し，POCTに対するThe Joint Commissionの要求事項を満たす医療施設が増えつつある。

海外でのPOCTコーディネータの役割

POCTコーディネータは，後述するPOCT運営委員会の一員であると同時に，臨床検査の代表としてPOCTの実施に関するキーパーソンとなり，複数のPOCT対応機器の保守，設置場所や実施される検査項目の管理，データの品質保証・管理だけにとどまらず，オペレータへの正しい操作や管理方法の教育も実施している。POCTコーディネータは当初，日常検査業務と兼務していたが，その役割が施設内で認められるにつれ業務内容が拡大し，今日では専任者がいる施設も存在している。

このほか，施設や診療科の拡張に伴い，POCTコーディネータが診療側のニー

ズに応えるよう,通信システム,項目の拡大,機器の見直しなどを積極的に行い,TAT(turn around time)の短縮化を行った事例も報告されている。

POCT 運営委員会の設置

POCT 対応機器の使用法を含めて検査が正しく行われているかを確実にするため,POCT コーディネータは単独で存在するのではなく,POCT 運営委員会の代表として,責任と発言権を有することが必要である(**図1**)。

特に POCT の導入にあたっては,臨床的な有用性だけでなく,利用者の利便性,費用的な効果を考慮して導入すべきであり,医師,看護師,臨床検査技師,事務系職員で構成する POCT 運営委員会での審議を経て,POCT を組織として管理することが望ましい[5]。

具体的には,POCT 対応機器を臨床検査室外へ新たに導入する際,POCT 導入希望の旨を POCT 運営委員会へ通知し,POCT 委員会では導入の意義について協議する。導入効果があると判断した場合,臨床検査部に検査方法についての選定を依頼し,検査部側から導入希望部署へ検査方法や機器についての情報を連絡し,ふさわしい機器の推薦を POCT 委員会へ答申する。

POCT 委員会には使用者として医師と看護師,臨床検査の専門家として臨床検査技師,経済的な観点から事務管理の代表者から構成される。各部署は委員会を通じて POCT 対応機器の管理および精度保証を受けることが可能である。POCT コーディネータは POCT 運営委員会の代表として,各部署への対応にもあたる。

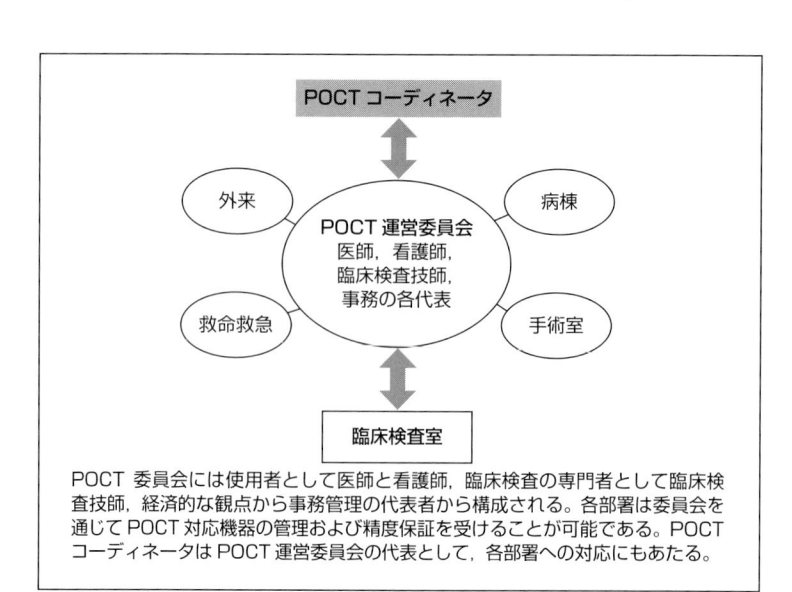

図1 POCT 運営委員会と POCT コーディネータ

臨床検査部より連絡を受けた後，POCT委員会では再び協議を行い，機器の選定，使用者への使用方法やトラブル時の対処などの教育方法，結果の報告や保存法を決定する。POCT委員会を通じて施設長の許可を得た後に，POCTコーディネータが責任と権限を持って使用者に対するトレーニングを行い，施設として許可されたPOCTを行う。

　一見煩雑なプロセスであるが，このプロセスを経ることにより，臨床検査室以外でもPOCT対応機器の保守を含め，試薬やコントロールなどの消耗品の管理を規定に沿って行うことが可能となり，診断および治療行為に専念できるようになる。

　特にPOCT対応機器を用いる部署が複数存在する場合，個々の部署で管理を独自に行うのではなく，責任の所在を明確にすることで組織としての統一が可能であり，POCT運営委員会がその責務を果たすことができる。

日本におけるPOCTコーディネータ

　海外ではPOCTコーディネータと呼称するが，日本でTestingの「T」を省き，POCコーディネータ（POCC）と呼称する。なぜなら，海外では臨床検査とは検体検査のみを指すことが一般的であるのに対し，日本では，心電図検査など生理学的検査も臨床検査の範疇となっている点に加え，検査が目的ではなく，検査後のcareまでをコーディネートできるスタッフという目的があるからである。

日本でPOCコーディネータとなるには

　一般社団法人日本臨床検査自動化学会POC技術委員会（旧POC推進委員会）ではPOCTの啓発とともに，POCC育成のためにPOCTに関するセミナーおよび研修会を開催し，所定の単位を取得した者に対してPOCC資格認定書を授与している。このPOCセミナーは毎年数回開催されており，2013年末で49回を数える。実技を伴い，自施設では未使用のPOCT対応装置の操作，イムノクロマト法によるIVD試薬を用いた確認方法などを体験し，現場で必要となる知識だけでなく手技も学ぶ。POCセミナーは開催ごとにテーマを定め，POCCに必要となる情報を提供しており，近年は**表2**に示す内容で実施されている。

表2 POCセミナー開催トピックス例

- いま，ここまでできるPOCT
- POCT対応機器の特性を知る
- POCコーディネータと尿試験紙検査
- イムノクロマト総ざらい
- POCTの現状と展望
- POCTのエビデンスを検証する
- POCTの精度管理を考える
- 新しい検査スタイルとPOCコーディネータ
- 医療機関によるミニラボ，訪問医療，災害医療における検査ツールとしてのPOCTの有効利用と精度管理の重要性
- チーム医療に活かすPOCT
- 微生物検査の進歩とPOCT
- 院内感染対策とその迅速診断検査を学ぶ
- POCのトラブル対応術
- 呼吸関連検査を考える
- ネットワーク化に対するPOCTを考える
- POCTのデータ管理・通信の基礎
- Acute Careにおける心疾患マーカー測定の有用
- 薬物
- POCT（臨床現場即時検査）の現状把握と利用法の理解
- POCTの測定技術論及びデータ管理
- POCT対応機器の操作と通信

　POCC資格認定申請時には日本臨床検査自動化学会または日本臨床衛生検査技師会のいずれかに所属する必要があるが，職種や資格などは限定されていない。また，研修会やセミナーへの参加資格についても特に制限を設けてない。つまり，臨床検査技師を中心として，POCTに携わる者や臨床検査関係者であれば誰でもPOCCを目指すことができる。これは，POCTが臨床検査という枠組みに含まれているにもかかわらず，仕組みとして検査の運用や管理，データの活用など多面的な機能を有しており，幅広い知識が必要であることを意味している。

　POCCの具体的な業務内容については，日本臨床検査自動化学会が発刊する「POCTガイドライン」[6]に詳しく記載されている（**表3**）。POCCに求められる業務の大きな特徴は，教育（指導）と管理といえる。教育内容は新人教育などを含めた職員教育であり，検査の意義や結果の解釈，検査キットや装置類の操作なども対象とし，POCT対応機器を正しく運用することでPOCTの質向上につなげることを目的とする。POCTの管理は，試薬をはじめとして測定装置や測定結果，精度管理など，普段の検査室業務としても馴染みが深い管理と，後述する使用者の把握特定を通した管理がある。

表3 POCC の業務一覧

- 操作マニュアルやトレーニング事項の作成と記録
- 機器・試薬の添付文書などの書類の管理
- 各部門における責任者の把握
- 測定（臨床）現場での操作手順の確立
- 測定（臨床）現場と検査室への連絡
- 使用者の教育

　ガイドラインでは，こうした業務の遂行にあたり，施設内で委員会体制を設置することを推奨している。POCT の運用は委員会体制の有無にかかわらず臨床検査の知識と経験が不可欠であり，たとえ施設に委員会を設置しなかったとしても，チーム医療形態の一つとして POCT を機能させることが必要である。チームにはリーダーが必要であり，POCT に関しては POCC があたる。POCT では臨床検査がその基礎となり，臨床検査技師を中心とした臨床検査室の力が求められ，POCC が業務として前述の教育・管理業務に加えチームリーダーとしての役割を果たす[7]。

POC コーディネータの役割

　病院内における POCT の実践では病棟や外来など多くの部署が関与し，携わるスタッフも医師や看護師などさまざまな職種が考えられる。これを院外まで加えるとさらに幅広い状況が想定される。このような状況下では，通常の臨床検査室において繰り広げられる検査行為とは大きく異なる可能性もあり，臨床検査技師には常識的なことも想定外の事象として起こりうる。また，臨床検査技師サイドが検査室外の検査行為に関心を持たない場合があり，診療現場での援助の声を聞き逃す懸念もある。こうした現実に直面したときも，POCC は慌てることなく対応することが求められ，ときには各メーカーの POCC と協力しあい，病院全体として問題解決を図れるようサポートする能力も求められる。

POCT 教育プログラムの構築

　POCT 利用者への教育・トレーニングを適切な教育計画のもとに行うと，POCT 分析装置の管理のみならず精度管理につながる。POCT 教育・トレーニング実施時の要点を**表4**に示した[8]。

表 4　POCT 教育・トレーニング実施時の要点

- POCT 運営委員会の形成
- 各部門における責任者の決定
- POC コーディネータの設置
- POCT 対応機器についての責任と権限の決定
- 操作方法および管理方法の作成
- 機器および試薬の添付書などの書類の管理
- POCT 対応機器使用の教育法確立と記録
- 患者と測定者への安全管理
- POCT 導入後の評価

　教育プログラムの機能は，使用者の把握である．すべての使用者が正しく POCT を使用できるよう，教育・トレーニング修了者にのみ使用許可を与える仕組みを構築する．その際，使用許可者登録リストを作成し，どの部署で誰が使用しているかを明確にし，教育・トレーニング修了者には定期的な講習会を開催し登録者の更新を行う．

　使用許可登録者リストを作成する段階で，各使用現場での責任者も明確にすることが可能であり，これにより各責任者を通して情報の収集も行いやすくなる．また，年度途中で新規の POCT 使用者が増えた際にも，現場の責任者を通して教育・トレーニングの実施依頼を行え，より綿密に POCT 使用者の管理を行うことが可能となる．

　設置型もしくは大型分析機器に比べると POCT は使用法が簡便なようであるが，初めて用いる場合にはカセットの挿入方向にさえ戸惑うこともある．カセットやストリップの使い捨て試薬の表裏を間違える，前後を間違えるなどはありえないことのように思えるが，実際に起こる初歩的なミスである．また，カセットやストリップ挿入口に血液を添加したとのトラブルさえも生じる．

　POCT で血糖を測定する場合，分析装置によっては，一定時間ごとに校正を行わないと測定不可能な装置や，使用前に測定者情報の入力を行わなければ操作できない装置もある．これらは精度管理を含めた POCT の管理機能の一部である．自己血糖管理が目的の SMBG にはこのような管理機能を有してない機器が多く，SMBG を使い慣れた者が初めて POCT で血糖を測定する際に戸惑うとの事例もある．POCC の業務として，これらのスタッフにトレーニングを通して正しい POCT 対応機器の使用方法を教育することで，検査値の信頼性を高める．

▶ まとめ

　POCTの最大の利点は診療の質を向上させることであり，医師の迅速な判断と処置に不可欠である[9]。本文中に記載したように，POCT対応機器は今後も測定項目が増え，その利用の場も増えると予想される。その要としてPOCCが重要であり，システムとしてPOCTを運用することで良い効果が生まれる。

　この認識は海外でも同様であり，個々のPOCT対応機器の能力を引き出すためには，最終的には使用者であるスタッフのトレーニングおよび教育が大事である。

文献

1) Sharon S, et al: Regulatory Requirements (CLIA '88, JCAHO, CAP) for Decentralized Testing. A.J.C.P, October Vol.104, No.4 (Suppl.1), 1995
2) Lewandrowski E, et al：Process improvement for bedside capillary glucose testing in a large academic medical center: the impact of new technology on point-of-care testing. Clinica Chemica Acta, 307: 175-179, 2001
3) 後藤司 他：病棟の血糖測定におけるリスクマネジメントのアプローチ．医療と検査機器・試薬, 32（5）：647-652, 2009
4) JCIホームページ，http://www.jointcommissioninternational.org/（2013年10月現在）
5) Joan MP: Equipment procurement and management. Point-of-Care Testing, second edition, Christopher PP, Andrew SJ and Jocelyn MH (ed.), pp127-135, 2003, Washington AACC press
6) 日本臨床検査自動化学会：POCTガイドライン第3版．日本臨床検査自動化学会会誌, 38（suppl-1），2013
7) 坂本秀生：臨床現場との連携手段としてのPOCコーディネータ．医療と検査機器・試薬, 26（3）：213-215, 2003
8) Garry JW: Equipment procurement and management. Point-of-Care Testing, Christopher PP and Jocelyn MH (ed.), 137-156, 1999, AACC press
9) 〆谷直人：POCTとは何か，診療における意義は？．臨床検査, 54（1）：11-16, 2010

第5章

POCT の今後

第 5 章　POCT の今後

日本臨床検査自動化学会 POC 技術委員会
慶應義塾大学医学部 臨床検査医学　菊池春人

POCT の現状における障壁とその解決の方向性

POCT の今後を考えるにあたり，現状での問題点・障壁とそれがどのように解決されていくのであろうか，という見方で捉えてみたい。表1 に現状において POCT の障壁と考えられるものを示した。以下，これに対する解決の方向性をいくつかのキーワードから考えてみたい。

表1　POCT の現在の障壁

1. 精度保証
   a. 試薬・機器メンテナンスが不十分
   b. データチェック手順が不明確
   c. 測定法の標準化が不十分
   d. 慣れないスタッフによる分析過誤の発生
   e. 分析精度が十分でない
   f. 分析結果の診療録への記録誤り
2. 臨床現場における手間
   a. 分析そのもの
   b. 結果入力
3. コスト高

（1）測定試薬・装置の進歩

a. より微量の検体で精確な測定

今後は早かろう（データが）悪かろうではなく，早くてうまい（精度のよい）分析となっていくであろう。

b. 分析操作の簡略化

医療者が臨床現場で実施するためには分析が簡便であることが非常に重要である。これによって，医療者の負担軽減とともに操作ミスによる分析過誤の解消がなされると考えられる。

c. ID 入力の簡素化

ID が正しくつけられていることは絶対に必要であり，簡素化される方向が必要である。現在でも一部バーコードを用いた入力がなされているが，生体認証による ID 入力も可能となるかもしれない。

d. 無線での通信機能の一般化

これによって，通信に対するハードルが下がり，測定結果の記録が容易で確実となるとともに装置管理の集中化も可能となる。

e. 室温でも長期安定な試薬

試薬管理はPOCTの精度管理に非常に重要であるが，それが容易となる。

f. POCTコストの削減

現在のPOCTの大きな障壁の一つはコストに見合う保険点数が設定されていないことであると考えられるが，技術革新によって装置・試薬のコストが削減されれば，それがクリアされて飛躍的に普及することになる。

(2) POCTの分析方法・運営方法の標準化（広義のソフトウェア）

a. POCTに関連する国際的ガイドラインの策定による標準化，精度の保証

これには下記のような事項が含まれると考えられる。

① 標準的分析法へのトレーサビリティの確立
② 分析に必要とされる精度の設定
③ マネジメントガイドライン
④ データ管理ルール

b. 通信手順の標準化による通信プログラム作成コストの削減

(1)のdとも関連するが，通信に関連するハードウェアとともにソフトウェアの面での整備も必要である。

c. 医療機関におけるPOCTマネジメントガイドライン，システムの構築

POCTが有効に活用されるためには，各医療機関でPOCTをマネジメントしていくシステム（ガイドラインを策定し委員会を開催する）の構築が不可欠である。

d. POCコーディネータの普及（一般化）による測定前から測定後までの精度保証の充実

POCTを円滑に進めていく知識，技術を持つ人材であるPOCコーディネータがもっと増えて医療機関のなかで活躍していかないと，POCTの精度保証は不可能であるといってもよい。

(3) POCTへの保険適応（現状のコストに見合う点数設定）

(1)のfと矛盾するかもしれないが，すぐにコストを下げることは難しいと

も考えられる。したがって，現状のコストをきちんと評価したうえで適切な保険点数が設定されることが望ましい。ただし，そのためには臨床現場で検査を実施することによる医療上の効果を示さないといけないであろう。

POCTの将来

上記のような方向性がさらに進むと，検査時間の短縮および被検者が検査を身近に感ずるというPOCTの利点がさらに大きくなっていくものと考えられる。近未来を少し夢見てみると，以下のようになっているのではないだろうか。

(1) センサ技術の進歩による非侵襲化
検体検査から生体検査へ移行して血液を採取することなく生体内成分の多項目の分析が同時できるようになる。このときにはPOCTは聴診器代わりとして用いられることになる。

(2) 在宅，遠隔医療
前項とネットワークが組み合わされると，在宅や遠隔地といった医療機関の外部でも被検者本人あるいは周囲の非医療職でも検査が実施でき，結果を送信して診療，あるいは疾病の早期発見につなげることができる。これは現在のPOCTの定義からは少しはずれるかもしれないが，Point of care（診療現場）が拡大したとも捉えることができると思われる。

おわりに

以上，本章ではPOCTの今後について考えてみたが，いずれにしてもさらにPOCTが有用なものとして用いられるためには，医療者側，企業側双方の努力，協力が必要であると考えられる。ぜひ，未来を目指してがんばっていただきたい。

参考文献
1)「POCTが変える医療と臨床検査」連載第18回～第20回．THE MEDICAL & TEST JOURNAL，第1235号～第1237号，じほう，2013

付録

POCT ガイドライン
第3版の抜粋と解説

付録　POCT ガイドライン第 3 版の抜粋と解説

日本臨床検査自動化学会 POC 技術委員会
ラジオメーター株式会社 営業企画部　岡 尚人

はじめに

日本臨床検査自動化学会では，POC 推進委員会委員が中心となり「POCT ガイドライン」を発刊しており，2013 年 4 月に日本臨床検査自動化学会会誌 Vol.38 の Supplement 1 として第 3 版が発刊された[1]。

本ガイドラインは 18 章および 3 つの付録で構成され(**表 1**)，POCT を実施，運営するうえでの基本が記載されている。なお，本ガイドラインは 4 ～ 5 年に一度改訂されている。

表 1　POCT ガイドライン目次

第 1 章	ガイドライン作成の基本方針
第 2 章	POCT の定義
第 3 章	POCT の和名
第 4 章	備えるべき機能・文書
第 5 章	添付文書および取扱説明書に記載されるべき事項
第 6 章	導入に対する留意点
第 7 章	システムとしての取り組み
第 8 章	診療録へのデータ記録
第 9 章	被検者への検査データ提供方法
第 10 章	被検者への教育・啓発
第 11 章	検査データの保証
第 12 章	POCT における経済効率
第 13 章	関連職種との連携による管理体制の構築
第 14 章	臨床検査室および臨床検査技師の役割
第 15 章	医師・看護師に対する支援・協調
第 16 章	生体検査としての POCT のあり方
第 17 章	被検者自らが行う検査の管理
第 18 章	災害と POCT
付 1-1	POCT 導入時のチェックシート
付 1-2	POCT 導入後の定期チェックシート
付 2	実践施設例の紹介
付 3	POCT 関連機器・試薬の一覧

「POCT ガイドライン 第 3 版」より引用（一部改変）

POCT ガイドラインの概要

　本ガイドラインでは，POCT の健全な育成により医療の質の向上および被検者(患者)の QOL (Quality Of Life)や満足度の向上に資することを目的としている。また，その目的を達成するために，POC コーディネータの育成，企業の前向きな取り組みを促すことも大きな目的と位置づけた。

　想定した対象者は臨床検査関係者(POC コーディネータ)であり，検査の範囲は想定していない。被験者が自ら行う自己血糖測定，尿検査などは POCT と区別しなければならないが，POC コーディネータが管理すべきと考え，第2版より，第17章に「被験者が自ら行う検査の管理」として盛り込まれている。

　本ガイドラインの第2章には，以下の「POCT の定義」が示されている。

POCT の定義

　POCT (Point Of Care Testing)とは，被検者(患者)の傍らで医療従事者(医師や看護師)自らが行う簡便な検査である。検査時間の短縮および被検者が検査を身近に感ずるという利点を活かして，迅速かつ適切な診断・看護，疾病の予防，健康増進等に寄与し，ひいては医療の質，被験者の QOL (Quality Of Life)および満足度の向上に資する検査である。

　この定義の補足③において「POCT は検査の仕組み(システム)」と定義している。そして，この「仕組み」を構築するにあたり必要な事項として，「備えるべき機能・文書」，「導入に際しての留意点」，「システムとしての組み方」，「検査データの保証」，「関連職種との連携による管理体制の構築」，「臨床検査室および検査技師の役割」，「医師，看護師に対する支援・協調」などが，本ガイドラインには網羅されている。

災害と POCT

　第3版より「災害と POCT」の章が第18章として追加された。これは，過去の災害，特に東日本大震災においてライフラインが寸断された被災地において，給排水設備を必要としない POCT が活用され，有用であったという経験によるものである[2]。

本章では，地域で受け入れ可能な人数を上回る傷病者が発生した状況を災害と位置づけ，各施設が災害に備えるうえで参考となるよう，災害発生からの経日的変化に伴う疾患構成，必要とする検査がまとめられている。

被災地を支援する際は，医療機器，体外診断用医薬品であることを考慮し，被災地における混乱を避けるために，「受領担当者」，「送付先の確実な住所，施設内部署」，「使用経験の有無」の確認が必要であるとしている。また，平時からの地域，全国規模の交流による人的なネットワークを構築し，災害発生時には支援コーディネータを中心とした支援ネットワーク構築の重要性を示している。

付録3について

「POCT関連機器・試薬の一覧」が付録3として付加されており，医療機関が入手可能なPOCT関連機器・試薬が一覧となり提供されている。

この一覧では，検査を17分野に分け，「機器・試薬名」，「測定項目」，「測定方法」，「希望価格」，「販売会社」などの情報が掲載されている。この一覧は，POCTガイドライン第3版発行後，2013年10月に改定されており，現在387品目の機器・試薬が掲載されている。

本一覧は，臨床検査薬協会加盟企業を中心にPOC関連機器・試薬の情報収集を実施し，提供された情報をもとに日本臨床検査自動化学会POC推進委員会が編集を実施しており，現在入手可能なPOCT関連機器・試薬をほぼ網羅できていると思われる。

なお，改定後の一覧は最新情報を日本臨床検査自動化学会ホームページで公開されており，自由にダウンロード，印刷ができるようになっている。

まとめ

「POCTガイドライン」は，POCTの運営，管理を実施するうえでの必要な情報が網羅されており，施設における「仕組み（システム）」構築に役立つものと思われる。ぜひともご一読いただきたい。

文献

1) 日本臨床検査自動化学会：POCTガイドライン第3版．日本臨床検査自動化学会会誌，38（suppl-1），2013
2) 日本臨床検査医学会 東日本大震災対策委員会：東日本大震災における臨床検査支援活動 —記録と提言—，2012

参考文献

1) 日本臨床検査自動化学会：日本臨床検査自動化学会会誌（Japanese Journal of Clinical Laboratory Automation：JJCLA）

POCTが変える医療と臨床検査

定価　本体3,500円（税別）

平成26年3月28日　発行

監　修	〆谷　直人（しめたに　なおと）
編　集	一般社団法人　日本臨床検査自動化学会　POC技術委員会 （旧POC推進委員会）
発行人	武田　正一郎
発行所	株式会社　じほう

101-8421　東京都千代田区猿楽町1-5-15（猿楽町SSビル）
電話　編集　03-3233-6361　販売　03-3233-6333
振替　00190-0-900481
＜大阪支局＞
541-0044　大阪市中央区伏見町2-1-1（三井住友銀行高麗橋ビル）
電話　06-6231-7061

©2014　　　組版　（株）トップスタジオ　　印刷　日経印刷（株）
Printed in Japan

本書の複写にかかる複製，上映，譲渡，公衆送信（送信可能化を含む）の各権利は株式会社じほうが管理の委託を受けています。

JCOPY ＜(社)出版者著作権管理機構　委託出版物＞
本書の無断複写は著作権法上での例外を除き禁じられています。
複写される場合は，そのつど事前に，(社)出版者著作権管理機構（電話 03-3513-6969，FAX 03-3513-6979，e-mail：info@jcopy.or.jp）の許諾を得てください。

万一落丁，乱丁の場合は，お取替えいたします。

ISBN 978-4-8407-4572-7

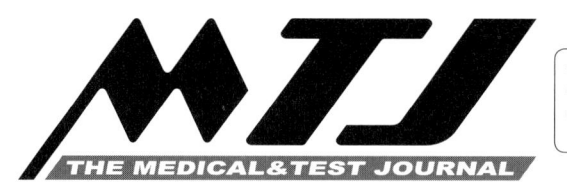

MTJ
THE MEDICAL&TEST JOURNAL

- タブロイド判
- 毎月1日、11日、21日発行
- 年間購読料金：9,000円
  （税別／送料当社負担）

"頼られる検査室"のための臨床検査専門情報紙

「MTJ」は検査室運営を中心に、臨床検査の"今"と"これから"をお伝えする唯一のニュースメディアです。

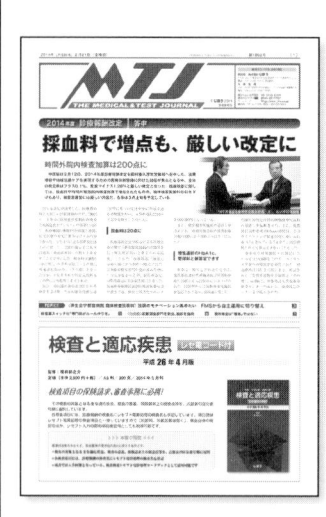

3つのポイントから最新情報をお届け!!

Point 1 ニーズを「つかむ」

臨床検査には何が期待されるのか…。変革する医療政策や団体動向、検査関連学会のリポートなどといったその時々の旬な話題を臨場感を交えてお伝えします。

Point 2 運営に「役立てる」

チーム医療・患者サービスなどの切り口で、先進的な取り組みを実践している検査室の運営ノウハウを紹介します。

Point 3 スキルアップに「活かす」

最新学術情報や検査技能に関する連載をお届け。日々の実務に役立つ活きた情報が満載です。

上記以外にも検査関連産業界情報も充実しています。試薬・機器の製品情報、検査施設への最新装置導入事例などを掘り下げてお伝えします。

年間購読・試読(2号分)のお申し込みはコチラ ☞ http://www.jiho.co.jp/mtj

株式会社じほう　http://www.jiho.co.jp/

〒101-8421 東京都千代田区猿楽町1-5-15（猿楽町SSビル）
TEL.03-3233-6333　FAX.0120-657-751